T0209127

essentials liefern aktuelles Wissen in konzentrierter Form. Die Essenz dessen, worauf es als „State-of-the-Art" in der gegenwärtigen Fachdiskussion oder in der Praxis ankommt. *essentials* informieren schnell, unkompliziert und verständlich

- als Einführung in ein aktuelles Thema aus Ihrem Fachgebiet
- als Einstieg in ein für Sie noch unbekanntes Themenfeld
- als Einblick, um zum Thema mitreden zu können

Die Bücher in elektronischer und gedruckter Form bringen das Fachwissen von Springerautor*innen kompakt zur Darstellung. Sie sind besonders für die Nutzung als eBook auf Tablet-PCs, eBook-Readern und Smartphones geeignet. *essentials* sind Wissensbausteine aus den Wirtschafts-, Sozial- und Geisteswissenschaften, aus Technik und Naturwissenschaften sowie aus Medizin, Psychologie und Gesundheitsberufen. Von renommierten Autor*innen aller Springer-Verlagsmarken.

Katharina Grobholz

Long-Covid-/ Post-Covid-Syndrom aus psychiatrischer Sicht

Ansätze zur psychiatrischen Differentialdiagnostik und Therapie

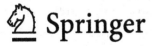 Springer

Katharina Grobholz
München, Deutschland

ISSN 2197-6708   ISSN 2197-6716   (electronic)
essentials
ISBN 978-3-662-67503-8   ISBN 978-3-662-67504-5   (eBook)
https://doi.org/10.1007/978-3-662-67504-5

Die Deutsche Nationalbibliothek verzeichnet diese Publikation in der Deutschen Nationalbibliografie; detaillierte bibliografische Daten sind im Internet über http://dnb.d-nb.de abrufbar.

Planung/Lektorat: Katrin Lenhart
Springer ist ein Imprint der eingetragenen Gesellschaft Springer-Verlag GmbH, DE und ist ein Teil von Springer Nature.
Die Anschrift der Gesellschaft ist: Heidelberger Platz 3, 14197 Berlin, Germany

Was Sie in diesem *essential* finden können

- Auswirkungen der Coronapandemie auf die Psyche
- Auswirkungen der Covid-19-Erkrankung auf die Psyche
- Rolle der Psychiatrie in Diagnostik und Therapie des Long/Post-Covid-Syndroms
- Psychiatrische Differentialdiagnostik des Long/Post-Covid-Syndroms
- Psychiatrische und psychotherapeutische Behandlungsansätze

Vorwort

Seit Beginn der Pandemie habe ich mich aus neuropsychiatrischer Sicht mit SARS-CoV-2 befasst. Zunächst auf der neuropsychiatrischen Coronastation des kbo-Isar-Amper-Klinikums, auf der Patienten mit Erkrankungen aus dem gesamten Spektrum der Psychiatrie, Gerontopsychiatrie, Psychosomatik und Suchtmedizin mit zeitgleicher SARS-CoV-2-Infektion unter strengen Isolationsmaßnahmen, behandelt wurden. In der Post-Covid-Ambulanz gehörte die psychiatrische Differentialdiagnostik, die Beratung Betroffener sowie eine symptomorientierte Behandlung neuropsychiatrischer Symptome des Long/Post-Covid-Syndroms zu meinen Aufgaben. Jeder einzelne Patient hat meinen Erfahrungsschatz in der Bewertung und Behandlung von Long/Post-Covid erweitert.

Das Virus selbst hat inzwischen aufgrund seiner Entwicklung sowie der zunehmenden Immunisierung der Bevölkerung deutlich an Schrecken verloren. Weiterhin gibt es jedoch eine große Anzahl Betroffener, die an Langzeitfolgen von Covid-19 leiden.

Nicht nur dann, wenn die somatischen Fächer in Diagnostik und Behandlung nicht weiterkommen, stellt für Long/Post-Covid-Patienten die Psychiatrie und Psychotherapie im interdisziplinären Behandlungskonzept einen wichtigen Diagnose- und Behandlungsbaustein dar.

Viele meine Ansätze sind aus der alltäglichen Arbeit mit Long/Post-Covid Patienten entstanden, die Datenlage zur psychiatrischen Differentialdiagnostik und Behandlung beim Long/Post-Covid-Syndrom ist sehr gering, entsprechende Studien mit dem Ziel, psychotherapeutische bzw. psychosomatische Behandlungsansätze für das Long/Post-Covid-Syndrom zu etablieren sind noch im Prozess. In dieser Arbeit können nur die bis zum Zeitpunkt der Fertigstellung bekannten Daten und Fakten einfließen.

Dieses *essential* soll Behandler aller Fachrichtungen motivieren sich auf Long/Post-Covid-Patienten einzulassen, eine Hilfestellung in der psychiatrischen Differentialdiagnostik bieten, sowie ein Anreiz für psychotherapeutische Behandlungsansätze zur Symptomlinderung sein.

München   Katharina Grobholz
im März 2023

Inhaltsverzeichnis

Über die Autorin

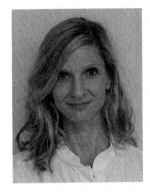

Dr. med. Katharina Grobholz ist Chefärztin für Psychosomatische Medizin und Psychotherapie der Privatklinik Jägerwinkel am Tegernsee. Zuvor war die Fachärztin für Neurologie, Psychiatrie und Psychotherapie als Oberärztin am Klinikum rechts der Isar der Technischen Universität München, mit Schwerpunkt Long/Post-Covid und Neuropsychiatrie, tätig. Vor ihrem Wechsel an die Universitätsklinik etablierte sie am kbo-Isar-Amper-Klinikum Region München den Behandlungsbereich Corona und eine der ersten Post-Covid-Ambulanzen im Raum München.

Dr. Katharina Grobholz, Chefärztin für Psychosomatische Medizin und Psychotherapie der Privatklinik Jägerwinkel am Tegernsee, Jägerstraße 29, 83707 Bad Wiessee. dr.grobholz@gmail.com

Einleitung 1

Im März 2023 liegt der Beginn der Coronapandemie für Deutschland bereits drei Jahre zurück. Das Long/Post-Covid-Syndrom stellt auch am Ende der Corona-Pandemie weiterhin Betroffene und Behandler vor große Herausforderungen.

Die Suche nach den pathophysiologischen Ursachen dieser Erkrankung beschäftigt die Wissenschaft gleichermaßen wie die Suche nach wirksamen Therapieoptionen.

Nicht selten werden die Beschwerden aufgrund ihrer Diffusität und Vielfalt einer rein psychischen Genese zugeordnet, insbesondere wenn die somatische Diagnostik unauffällig verbleibt. Betroffene fühlen sich in diesem Fall nicht ernst genommen und am Ende entsteht Frustration aufseiten der Patienten und der Ärzte.

Was tun also – mit einer Erkrankung, die allein in Bayern bis September 2022 bereits bei 350.000 Menschen zu einer ambulanten ärztlichen Vorstellung geführt hat, mehr als doppelt so viele wie im ganzen Jahr 2021, wie die Kassenärztliche Vereinigung Bayerns mitteilte.

In selben Maße, wie sich die akute Covid-19-Erkrankung zunächst als Infektion der oberen Atemwege zeigte, um sich im Verlauf zunehmend als Multisystemerkrankung zu entpuppen, präsentiert sich auch Long/Post-Covid als Chamäleon, das sich klinisch in unterschiedlichster Weise präsentieren kann. Bereits die ersten Studien zu Langzeitbeschwerden von SARS-CoV-2-Infektionen deckten das breite Symptomspektrum auf, bis zu 200 verschiedene Symptome wurden beschrieben[1].

Für beide Krankheitsentitäten, die akute Covid-19-Erkrankung als auch das Long/Post-Covid-Syndrom, ist somit ein interdisziplinärer, multiprofessioneller Therapieansatz die logische Konsequenz.

K. Grobholz, *Long-Covid-/Post-Covid-Syndrom aus psychiatrischer Sicht*, essentials, https://doi.org/10.1007/978-3-662-67504-5_1

Zur Vereinfachung und besseren Lesbarkeit des Textes wird das **Long/Post-Covid-Syndrom** im Folgenden als **PCS** (Post-Covid-Syndrom) bezeichnet.

Covid und Psyche

2

2.1 Und dann war: „Corona"

Hat SARS-CoV-2 zu Beginn der Pandemie die Abläufe unseres Alltags noch stark beeinflusst, spielt es inzwischen für das allgemeine gesellschaftliche Leben nur noch eine Nebenrolle. Masken- und Testvorschriften sind praktisch aufgehoben und die Covid-19-Erkrankung hat sich in der Wahrnehmung der meisten Menschen in das Spektrum der übrigen Grippe- und Erkältungskrankheiten eingereiht. Der Übergang der Pandemie in ein endemisches Vorkommen von SARS-CoV-2 ist weitgehend abgeschlossen.

Nach Entdeckung von SARS-CoV-2 hat sich der Wissensstand schnell entwickelt. Was an einem Tag noch Fakt war, war am nächsten bereits veraltet. Besonders zu Beginn der Pandemie war aufgrund des rasanten Kenntnisgewinns die Variabilität von Handlungsempfehlungen hoch. Auch heute noch unterliegen Präventionsmaßnahmen, Behandlungsleitlinien und Impfempfehlungen einem laufenden Prozess.

Das PCS, das verschiedensten Formen von Langzeitfolgen einer SARS-CoV-2-Infektion als Oberbegriff zusammenfasst, gibt uns noch viele Rätsel auf.

Trotz einer stetig wachsenden Anzahl an wissenschaftlichen Studien und Untersuchungen konnte die Pathogenese des PCS noch nicht endgültig geklärt werden. Ebenso fehlt es an evidenzbasierten Behandlungsmöglichkeiten.

Die Datenlage zum PCS ist sehr heterogen. Ein Grund hierfür sind u. a. stark voneinander abweichende Studienpopulationen und Beobachtungszeiträume. Viele Erhebungen beruhen auf einer reinen Selbstbeurteilung durch die Betroffenen (z. B. via Onlinebefragungen), sodass die ermittelte Auftretenswahrscheinlichkeit des PCS eher als überschätzt angenommen werden muss.

K. Grobholz, *Long-Covid-/Post-Covid-Syndrom aus psychiatrischer Sicht*, essentials, https://doi.org/10.1007/978-3-662-67504-5_2

Von besonderer Bedeutung für die weitere Art der Herangehensweise an diese Erkrankung war die Erkenntnis, dass nicht nur schwere, stationär behandlungsbedürftige Covid-19-Erkrankungen, sondern auch milde Verläufe ein PCS nach sich ziehen können.

2.2   Pandemiefolgen für die psychische Gesundheits

Bis zum Dezember 2022 hatten sich Deutschlandweit bereits über 36 Mio. Menschen mit SARS-CoV-2 infiziert (RKI-Dashboard: Stand 31.12.2022). Man muss kein Experte sein, um sich die möglichen Auswirkungen der Pandemie, sei es direkt oder indirekt, für die Gesellschaft oder den Einzelnen vorstellen zu können. Die Menschen sahen sich unerwartet mit einem Verlust der gewohnten Lebens-, Arbeits- und Freizeitgestaltung sowie Zukunftsängsten und finanziellen Sorgen konfrontiert. Lockdown, Hygienemaßnahmen und Impfdebatte, befeuert durch Medien und Social-Media, führten darüber hinaus zu Konflikten im privaten Umfeld als auch im gesellschaftlichen Rahmen, zum Teil mit dramatischen Auswirkungen. Eine Hausärztin in Österreich macht sich für die Coronaimpfung stark und soll aufgrund der daraus resultierenden Anfeindungen Suizid begangen haben, ein junger Mann wird erschossen, weil er an seinem Arbeitsplatz wiederholt auf die Maskenpflicht hingewiesen habe[2, 3]. Menschen im Ausnahmezustand.

Ergebnisse der NAKO-Gesundheitsstudie (2020) konnten im Laufe der Pandemie die offensichtliche Zunahme der psychischen Belastung für die Bevölkerung auch wissenschaftlich nachweisen[4]. Darüber hinaus ließ sich für Menschen mit psychischen Erkrankungen aufgrund der Pandemiefolgen, z. B. ein erschwerter Zugang zu ärztlicher Versorgung, ein hohes Risiko für eine relevante Verschlechterung ihrer Grunderkrankung feststellen. Bei Patienten mit einer Depression konnte bei bis zu 49 % eine Verschlechterung festgestellt werden[5]. Bereits Anfang 2021 gab die Deutsche Psychotherapeutenvereinigung einen Anstieg der Nachfragen für einen Psychotherapieplatz um 40 % bekannt und in Berlin/Brandenburg fielen in den ersten beiden Pandemiejahren erstmalig die meisten Fehltage am Arbeitsplatz auf eine psychische Diagnose zurück[6, 7]. Die psychosozialen Auswirkungen der Pandemie sind somit in mehreren Bereichen messbar (s. Kasten 1; s. Fallbeispiel 1).

Kasten 1: Psychosoziale Auswirkungen der Pandemiee

- Erschwerter Zugang zu (medizinischer) Versorgung und Hilfestrukturen
- Zukunftsängste
- Finanzielle Sorgen
- Angst vor Ansteckung (Erwartungsangst)
- Angst um Angehörige
- Einsamkeit
- Überforderung (Homeoffice, Homeschooling, Gesundheitswesen)
- Konfliktpotenzial (interfamiliär, am Arbeitsplatz)
- uvm.

Fallbeispiel 1: Psychosoziale Auswirkungen der Pandemie
Die 75-jährige Patientin stellte sich auf Anraten ihres Hausarztes Ende 2021 mit einem depressiv-agitierten Syndrom in der Post-Covid-Ambulanz vor

SARS-CoV-2
Bisher keine bekannte SARS-CoV-2-Infektion, keine Corona-Impfung

Vorerkrankungen
Hüftprothese, ansonsten keine relevanten Vorerkrankungen

Sozialanamnese
Alleinlebend, selbstversorgend, verwitwet, Rentnerin, ehemals halbtags im Büro tätig, ein verheirateter Sohn, zwei Enkelkinder

Eigenanamnese der Patientin
…die Patientin berichtete, es gäbe seit Monaten Schwierigkeiten mit ihrer Familie, die sie unter Druck setze, sich endlich gegen Corona impfen zu lassen. Ihr Sohn schließe sie deshalb aus seinem Leben aus, sie dürfe die Enkelkinder nicht mehr sehen, sie könne ja „Covid einschleppen". Sie sei nicht geimpft, weil sie „furchtbare" Angst vor dieser neuen Impfung habe. Sie habe so viel darüber gelesen und befürchte nun schwere Nebenwirkungen. Sie habe aber genauso Angst vor einer Corona-Infektion, weswegen sie das Haus kaum noch verlasse. Sie fühle sich seit Wochen „schrecklich" einsam, könne nicht mehr schlafen, müssen dauernd darüber nachdenken, was sie machen solle, wisse „nicht mehr ein noch aus". Sie habe bereits Anläufe in Richtung Impfung unternommen, diese aber aus Angst wieder abgesagt. Sie müsse sehr viel weinen, schlafe schlecht, habe keinen Appetit mehr

und an Gewicht verloren. Ihr Hausarzt habe ihr geraten sich impfen zu lassen, dann wären ihre Probleme doch gelöst…

Erstkontakt

Im Vordergrund stand neben dem Beziehungsaufbau zunächst die wertfreie Validation der Ängste, der Pandemie bedingten Alltagsschwierigkeiten und des interfamiliären Konflikts

Gesprächsauszug, Ärztin

…„Das macht Sie sicher sehr traurig, dass Sie ihren Sohn und ihre Enkelkinder nicht mehr sehen können, das kann ich mir vorstellen"… „Haben Sie telefonischen Kontakt?…Gibt es sonst jemanden, der Sie unterstützt?…Was wäre denn Ihr Wunsch, wie es weitergehen könnte?"…

Weiterer Verlauf

Die Patientin zeigte sich entlastet, da sie sich ernst genommen, verstanden und v. a. nicht zu einer (Impf-)Entscheidung gedrängt fühlte. Im Gesprächsverlauf wurde sie zunehmend ruhiger und offener. Es wurde folgendes Prozedere vereinbart:

- Stationäre Aufnahme von Patienten wegen Angst vor Infektion nicht gewünscht (Keine Suizidalität)
- Vertagung der Impffrage mit Reevaluation in 4 Wochen (Zeitpunkt genau festgelegt), um tägliches Abwägen zu vermeiden und die Alltagsbewältigung in den Fokus zu rücken
- Medikation angeboten, aber von Patientin nicht gewünscht:
  - antidepressiv beruhigend und schlafanstoßend: z. B. Mirtazapin
  - alternativ schlafanstoßend und bei Grübelneigung: Quetiapin
  - Z-Substanzen oder Benzodiazepine sollten aufgrund des Abhängigkeitspotenzials im ambulanten Setting vermieden werden
- Zeitnahe Wiedervorstellung vereinbart

Prozedere

Bei Wiedervorstellung wurde mit der Patientin eine Nutzen-Risiko-Analyse mithilfe einer 4-Felder Tafel als Hilfe zur Neubewertung des Impfdilemmas erstellt (s. Kasten 2).

Es wurde ein gemeinsames Gespräch mit den Angehörigen und eine weiterführende ambulante Psychotherapie gebahnt

Eine Medikation oder stationäre Aufnahme wurde weiterhin nicht gewünscht

Diagnose: Schwere depressive Episode (ICD-10 F32.2; ICD-11 6A70.3 in der Version 2023-01)

Kasten 2: 4-Felder-Tafel zum Impfdilemma Fallbeispiel 1

Fallbeispiel 1:	Corona-Impfung	KEINE Corona-Impfung
Vorteile	• Kontakt zur Familie • Risiko für eine Infektion, schweren Verlauf oder Tod durch Corona reduziert • Geringeres Risiko, andere anzustecken • Mehr Bewegungsfreiheit in der Gesellschaft • Weniger Konflikte	• Kein Risiko für Nebenwirkungen • Kein Risiko für Langzeitfolgen • „Eigener Entscheidung in der Diskussion mit der Familie treu bleiben" • Sich von Politik und Gesellschaft „in Gesundheitssachen" nicht „zwingen" lassen
Nachteile	• Angst vor Nebenwirkungen • Angst vor Langzeitfolgen • Gefühl des Versagens gegenüber der Familie • Gefühl des „gezwungen werden" • Angst, sich immer wieder impfen zu müssen	• Konflikt mit der Familie/ Umfeld • Einschränkung in der Gesellschaft • Angst vor Infektion • Angst, sich überall rechtfertigen zu müssen

Neben psychosozialen und wirtschaftlichen Faktoren als mögliche Gründe für die Abnahme der psychischen Gesundheit während der Pandemie, weisen weitere Untersuchungen auf Zusammenhänge zwischen der Infektion mit SARS-CoV-2 und psychischen Erkrankungen hin. So konnte ein erhöhtes Infektionsrisiko mit SARS-CoV-2 für Patienten mit schweren psychischen Erkrankungen gezeigt werden, zudem scheint das Risiko für einen schweren Verlauf sowie das Sterberisiko für diese Patientengruppe erhöht zu sein[8, 9, 10].

Von großer Bedeutung für die psychische Gesundheit sind die beobachteten mentalen Störungen und Symptome nach einer SARS-CoV-2-Infektion. Hinweise auf ein erhöhtes Auftreten psychischer Symptome und Störungen in Zusammenhang mit SARS-CoV-2-Infektionen zeigten sich bereits in diversen Untersuchungen. Im Vordergrund stehen hier Depressionen, Angst, kognitive Störungen sowie Traumafolgestörungen[11].

In ersten Arbeiten konnten bereits strukturelle Veränderungen im Gehirn als mögliche Ursachen, v. a. in Korrelation mit kognitiven Einschränkungen aufgedeckt werden[12]. Aussagen zum Langzeitverlauf sind ausstehend (**s. Kasten 3).**

Kasten 3: Interaktionen von SARS-CoV-2 und der Psyche

- Schwer psychisch Erkrankte haben ein höheres Risiko sich mit SARS-CoV-2 zu infizieren
- Schwer psychisch Erkrankte haben ein höheres Risiko für einen schweren Krankheitsverlauf von Covid-19
- Schwer psychisch Erkrankte haben ein höheres Risiko an Covid-19 zu versterben
- Covid-19 kann mit (neuro-) psychiatrischen Symptomen einhergehen (z. B. Angst, Schlafstörungen, Depressivität, Delir, Psychose)
- Nach einer SARS-CoV-2 Infektion wurden vermehrt (neuro-) psychische Störungen (Angst, Depression, kognitive Störungen) beobachtet

---

2.3   Definition des Long/Post-Covid-Syndroms

Der Begriff „Long-Covid" wurde, soweit bekannt, erstmalig in den sozialen Medien 2020 als Hashtag „#longcovid" verwendet.

Die ersten offiziell publizierten Definitionen zu Long/Post-Covid erschienen als NICE-Kriterien 2021 (National Institute of Health and Care Excellence), von der WHO (World Health Organisation) und in der im Juli 2021 erstpublizierten AWMF-S1-Leitlinie Post/Long-Covid[14, 15, 16]. Relevant ist die unterschiedliche Nutzung und Bedeutung der Begrifflichkeiten v.a. im Hinblick auf die Bewertung und Einordnung wissenschaftlicher Studien, da die Nomenklatur dort weiterhin inhomogen genutzt wird. Es ist somit unumgänglich, die jeweilige Studienpopulation genau zu betrachten, eine unmittelbare Vergleichbarkeit der Arbeiten ist schwierig.

Im deutschen Sprachgebrauch macht es Sinn, sich an der Nomenklatur und Definition, entsprechend der jeweils aktuellen Version der **AWMF-S1-Leitlinie zu Long/Post-Covid,** zu orientieren:

Übersicht

Der Begriff „**akute Covid-19-Erkrankung**" wird hier für die ersten **vier Wochen** veranschlagt.

Der Begriff „**Long-Covid-Syndrom**" beschreibt den Krankheitsverlauf im Anschluss der Akuterkrankung und schließt den Zeitraum der **5. bis zur 12. Krankheitswoche** ein, entsprechend der „**anhaltend symptomatischen Covid-19 Erkrankung**", wie in der S1-Leitlinie aufgeführt (ICD-10 U08.9; ICD-11 QC42.0 in der Version 2023-01).

Der Begriff „**Post-Covid-Syndrom**" (ICD-10 U09.9; ICD-11 RA02 in der Version 2023-01) wird für anhaltende Beschwerden >**12 Wochen** verwandt (NICE, WHO, S1-Leitlinie)[14, 15, 16]

Bei der Abgrenzung von „Long" zu „Post" wird somit isoliert der zeitliche Krankheitsverlauf abgebildet, unabhängig von der Symptomatik.

Bei einem Großteil der Patienten bilden sich die Beschwerden innerhalb von drei Monaten (Long-Covid-Zeitrahmen) vollständig zurück. Je länger die Erkrankung anhält, um so zögerlicher kommt es jedoch zu einer weiteren Besserung[17].

Hinter dem Begriff PCS verbergen sich unterschiedlichste Krankheits- und Symptomverläufe. Das Spektrum reicht von leichten Konzentrationsstörungen bis zur Bettlägerigkeit. Unabhängig von einer Einteilung unter zeitlichen Gesichtspunkten, wurden daher weitere Kriterien festgelegt, um Long/Post-Covid zu definieren und die Qualität einer Diagnosestellung zu verbessern.

In der AWMF-S1-Leitlinie werden die verschiedenen Varianten und Manifestationsarten eines PCS aufgeschlüsselt (**s. Abb. 2.1**)[16].

Die WHO hat 2021 auf der Basis der Delphi Konsens Methode die Definition für das Post-Covid-Syndrom folgendermaßen festgelegt[15]:

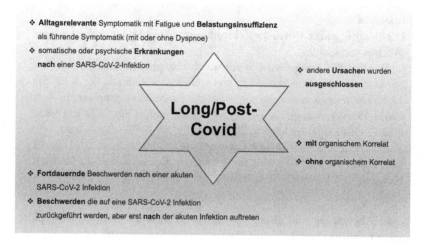

Abb. 2.1 Mögliche Formen des Long/Post-Covid-Syndroms: (In Anlehnung an AWMF-S. 1-Leitlinie Long/Post-Covid, Version 2.0, Stand 17.08.2022[16])

> **Übersicht**
>
> Neben dem zeitlichen Abstand zur Akut-Infektion, der auch hier mit mind. 12 Wochen gefordert ist, muss eine SARS-CoV-2-Infektion gesichert oder zumindest wahrscheinlich sein.
>
> Die Symptome müssen darüber hinaus über mindestens zwei Monate vorhanden sein, können fluktuierend, fortdauernd oder im Verlauf neu aufgetreten sein.
>
> Die WHO definiert das PCS als Ausschlussdiagnose, andere Ursachen für die Beschwerden müssen somit ausgeschlossen sein.
>
> Als häufigste Symptome werden eine Fatigue, Dyspnoe und kognitive Störungen angegeben.

Auch wenn in der AWMF-S1-Leitlinie (Stand vom 17.08.2022) die **„Verschlechterung einer Vorerkrankung in Folge einer SARS-CoV-2 Infektion"** weiterhin als dem PCS zugehöriges Syndrom aufgeführt wird, sollte diese Form separat betrachtet werden, da es sich hierbei nicht um neue, erst durch SARS-CoV-2 entstandenen Krankheitsentitäten handelt.

Ebenso sollte das **Post-Intensiv-Care-Syndrom** (PICS) vom PCS abgegrenzt werden. Das PICS umfasst per definitionem kognitive, psychische und somatische Folgen eines Intensivaufenthaltes und ist schon lange bekannt. Es kann nicht nur nach Covid-19 sondern auch als Komplikation nach intensivmedizinischer Behandlung anderer Erkrankungen auftreten. Ein typisches Beispiel aus dem Symptomenkomplex des PICS wäre eine Critical Illness Polyneuropathie oder eine Posttraumatische Belastungsstörung. Das PICS sollte als eigenständiges Krankheitsbild betrachtet und behandelt werden. Die Differentialdiagnose zum PCS ist jedoch nicht immer eindeutig möglich, die Übergänge sind fließend.

Als Voraussetzung für die Diagnose eines PCS ist eine Beeinträchtigung der Alltagsfähigkeit sowie der Lebensqualität durch die Beschwerden gefordert[16]. Weitere Klassifikationsmöglichkeiten zur Diagnosestellung eines PCS sind im entstehen, so z. B. vom Recover-Projekt der USNational Institutes of Health, wo im ersten Schritt mit Hilfe einer großen Patientenkohorte ein Krankheitsscore entwickelt wird[48].

2.4 Ätiologie des Long/Post-Covid-Syndroms

Die genaue Ursache des PCS ist bis heute unklar, verschiedene Pathomechanismen werden diskutiert und beforscht. Die Mannigfaltigkeit der PCS-Symptome sowie das Potenzial nicht nur schwerer, sondern auch milder Covid-19Erkrankungen Langzeitfolgen nach sich zu ziehen, lässt das Vorkommen unterschiedlicher Entstehungsmechanismen vermuten.

Neben einer endothelialen Dysfunktion werden eine Viruspersistenz sowie Inflammations- und Autoimmunprozesse diskutiert.

Von einer direkten Infektion der Nervenzellen wird gegenwärtig nicht ausgegangen. Vielmehr werden als Eintrittspforten in das zentrale Nervensystem der Riechkolben, eine hämatogene Streuung durch Überwindung der Blut-Hirnschranke und eine Einwanderung entlang des Nervensystems vermutet. Als weitere Folge wären möglicherweise Inflammationsprozesse, Endothelschädigung und Mikroödeme für die neuropsychiatrische Symptomatik verantwortlich[18].

Neben Vertretern einer primär biologischen Genese des PCS, gibt es auch Theorien einer führend psychosomatisch basierten Ursache. Derartige Kontroversen sind aus Diskussionen um die Ätiologie der chronischen Borreliose oder dem Chronischen Fatigue-Syndrom bzw. ME/CFS (= Myalgische Enzephalomyelitis/Chronisches Fatigue-Syndrom) bekannt. Bereits kurz nach Abgrenzung des PCS als eigenständiges Krankheitsbild, wurden die besonderen Umstände und Stressoren der Pandemie als mögliche Faktoren im Rahmen eines biopsychosozialen Modells aus psychosomatischer Sicht diskutiert[19].

Unter Berücksichtigung der Komplexität von Covid-19 und den bisherigen Erkenntnissen zum PCS, macht die Vorstellung eines multifaktoriellen Entstehungsmodells des PCS durchaus Sinn. Entscheidend sollte eine ganzheitliche Betrachtung des Krankheitsbildes inkl. individueller aufrechterhaltender oder verstärkender Faktoren sein, ohne dabei biologische Ursachen entwerten zu wollen. Insbesondere im Fall einer Begutachtung müssen alle etwaigen Belastungsfaktoren im Detail evaluiert und Erkrankungen mit klinischer Überlappung, die bereits im Vorfeld der Infektion bestanden haben, bedacht werden.

Es bleibt abzuwarten, wie sich die Inzidenz des PCS entwickeln wird, wenn die Pandemiebedingten Belastungsfaktoren wie z. B. Lockdown, Quarantäne, erschwerter Zugang zu medizinischer Versorgung und hohe Erwartungsangst vor der Infektion (Nocebo-Effekt) wegfallen.

2.5   Epidemiologie und Risikofaktoren

Zur Häufigkeit des Long-/Post-Covid-Syndroms existieren verschiedene Angaben, was zum einen den unterschiedlichen Studienpopulationen, z. B. ambulant oder stationärer Krankheitsverlauf, sowie den unterschiedlichen Zeiträumen der Symptomerhebung geschuldet ist. Im Pandemieverlauf kamen zudem unterschiedliche Virusvarianten, der Impfstatus oder vorherige Covid-19-Infektionen der Probanden als mögliche Einflussfaktoren zum Tragen. Den bisherigen Daten lässt sich entnehmen, dass geimpfte Patienten nicht nur ein geringeres Risiko für eine Infektion bzw. einen schweren Verlauf einer Covid-19-Infektion aufweisen, sondern auch ein deutlich reduziertes Risiko für die Entwicklung eines PCS, was die Impfung zu einem der wirksamsten Mittel gegen Langzeitfolgen macht[20]. Neue Daten weisen nun zunehmend darauf hin, dass eine Covid-Impfung auch bei bestehendem Long-Covid einen positiven Effekt auf die Symptomatik haben könnte[21].

Eine britische Studie zeigte, dass das Risiko für PCS nach Infektionen mit der Delta-Variante mit 10,8 % ca. doppelt so hoch wie nach einer Infektion mit der Omikronvariante (4,5 %) ist[22].

Die WHO geht davon aus, dass im Mittel 10–20 % der an SARS-CoV-2 Infizierten über die Akuterkrankung hinaus unter Beschwerden leiden. Hochgerechnet auf unsere Bevölkerung in Deutschland wäre somit mit mehreren

Hunderttausend Betroffenen zu rechnen[23]. Mit sinkender Anzahl durchgeführter Testungen nimmt der Anteil amtlich erfasster Infektionen ab. Es wird somit zusätzlich schwieriger werden abzuschätzen, mit wie vielen neuen PCS-Patienten in Zukunft zu rechnen ist.

Als **Risikofaktoren** zur Entwicklung eines PCS wurden bereits mehrere Faktoren identifiziert. Verschiedene Studien weisen auf ein erhöhtes Risiko bei schwerer Covid-19-Erkrankung hin, ein Beschwerdekomplex über fünf unterschiedliche Symptome in der Akuterkrankung konnte als Risiko für die Entwicklung eines PCS identifiziert werden[24, 25]. Neben einem schweren Krankheitsverlauf konnten weitere Faktoren mit einem Risiko für ein PCS in Verbindung gebracht werden (**s. Kasten** 4):

Kasten 4: Risikofaktoren für die Entwicklung eines Long/Post-Covid-Syndroms

- Schwere des Covid-19 Verlaufs (> 5 Symptome)
- Psychiatrische bzw. psychosomatische Vorerkrankung
- Schlechter Gesundheitszustand im Vorfeld
- Adipositas, Diabetes mellitus, Bluthochdruck
- Asthma
- Weibliches Geschlecht
- Mittleres/Höheres Alter
- weiße Ethnie

Kasten 4: Angelehnt an Augustin, M. et al. (2021)[24], Lenzen-Schulte, M. (2022)[25].

2.6 Neuropsychiatrische Symptome von Long/ Post-Covid

In der Symptomvielfalt des PCS spielen nach pulmologischen Beschwerden neuropsychiatrischen Symptome die wichtigste Rolle (**s. Kasten 5**). Am häufigsten zeigten sich im Nachgang einer SARS-CoV-2-Infektion eine Fatigue, Schlafstörungen, Kopfschmerzen, depressive, ängstliche- und kognitive Störungen sowie Posttraumatische Belastungsstörungen (PTSD)[26, 27].

Neuropsychiatrische Symptome im Nachgang einer Covid-19 Erkrankung lassen unterschiedliche Interpretation zu. Sie können einmal als Beschwerden residualer Organpathologien, als eigenständige PCS-Beschwerden oder als Ausdruck psychiatrischer Komorbiditäten bzw. reaktiver psychiatrischer Störungen gewertet werden. So kann z. B. ein Erschöpfungsgefühl sowohl Symptom einer PCS bedingten Fatigue als auch einer (komorbiden) Depression sein. Die einzelnen Beschwerden des Patienten müssen deshalb in ihrer Qualität, Dynamik, ihrem zeitlichen Verlauf, Relation zu anderweitig beklagten Beschwerden, dem jeweiligen psychosozialen Gesamtkontext und einer möglichen Belastungsabhängigkeit beleuchtet werden, bevor eine Einordnung erfolgen kann.

Aus einem zeitlichen Zusammenhang mit einer SARS-CoV-2 Infektion allein, lässt sich noch nicht auf einen kausalen Zusammenhang einer neuropsychiatrischen Symptomatik zu SARS-CoV-2 schließen.

Für die Diagnose einer PTSD ist „ein belastendes Ereignis…mit außergewöhnlicher Bedrohung oder katastrophenartigem Ausmaß, das bei fast jedem eine tiefe Verzweiflung hervorrufen würde…" erforderlich (Definition entsprechend ICD-10 F43.1 nach ICD-10-GM-2023). Post-Covid-Patienten mit dieser Diagnose waren deshalb überwiegend schwer erkrankt und hospitalisiert. Im Rahmen der ersten Infektionswellen traten Traumafolgestörungen auch bei ambulant behandelten Patienten auf, verantwortlich hierfür ist a. e. die Konstellation von Lockdownmaßnahmen, strenger häuslicher Isolation, unzureichender medizinischer Versorgung, Angst vor der damals noch unbekannten, lebensbedrohlichen Infektion und gegebenenfalls die Sorge, um nahe Angehörige anzusehen.

Inwieweit sich die Auftretenswahrscheinlichkeit der PTSD nach einer SARS-CoV-2-Infektion bei inzwischen deutlich gebesserter Präventions- und Behandlungsmöglichkeiten, insgesamt milderer Verläufe sowie deutlich weniger bedrohlicher Rahmenbedingungen in Zukunft entwickeln wird, bleibt abzuwarten. Vor allem bei ambulanten Krankheitsverläufen sind bereits jetzt die Voraussetzungen für die Diagnosekriterien einer PTSD viel seltener erfüllt.

Kognitive Störungen präsentieren sich u. a. mit Wortfindungsstörungen, Gedächtnisstörungen und v. a. mit Störungen in der Aufmerksamkeit, deren

Belastungsabhängigkeit sich z. B. mit einer repetitiven TAP-Testung (Testung zur Aufmerksamkeitsprüfung) verifizieren lässt.

Kasten 5: Neuropsychiatrische Symptome bei Long/Post-Covid

NEUROpsychiatrische Symptome

- Fatigue
- Kognitive Störungen „brain fog"
- Kopfschmerzen
- Geruchs- und Geschmacksstörungen
- Myalgien und Neuralgien
- Autonome Dysfunktion (POTS, orthostatische Hypotension)

NeuroPSYCHIATRISCHE Symptome

- Schlafstörungen
- Angst
- Depression
- Posttraumatische Belastungsstörungen

Kasten 5: Angelehnt an:
Premraj et al. (2022): Fatigue (25–48 %), „brain fog" (10–54 %), Kopfschmerzen (4–26 %), Geruchs-(8–16 %), Geschmacksstörungen (6–14 %), Myalgien (9–25 %), Schlafstörungen (19–42 %), Angst (14–32 %), Depression (10–24 %)[26];
Blitshteyn et al. (2021): Autonome Dysfunktion (Posturales Tachykardie Syndrom, orthostatische Hypotension)[27];
Morin et al. (2021): Posttraumatische Belastungsstörungen (10–57 %) bei hospitalisierten Patienten[28].

Psychiatrische Differentialdiagnostik des PCS

3

3.1 Long/Post-Covid-Syndrom als Ausschlussdiagnose

Per definitionem stellt PCS eine Ausschlussdiagnose dar. Krankheitsentitäten, die vergleichbare Beschwerden hervorrufen können, müssen vorher als mögliche Ursache abgeklärt und bestmöglich ausgeschlossen werden. In Anbetracht der oft vielfältigen und unspezifischen Beschwerden der Patienten stellt dies eine besondere Herausforderung dar. Eine ungerichtete Überdiagnostik in alle Richtungen sollte vermieden werden, zumal sich hieraus kein Behandlungsvorteil für die Patienten zu ergeben scheint[29].

Neben einer hausärztlichen Basisuntersuchung sollte insbesondere dem Ausbleiben einer Besserung, einer Symptomverschlechterung oder dem Auftreten neuer Symptome Beachtung geschenkt werden und gegebenenfalls eine symptombasierte, weiterführende Diagnostik erfolgen. Ein konkreter Leitfaden, wann welche Diagnostik sinnhaft erscheint, ist in der Bekanntmachung der Bundesärztekammer zum Post-Covid-Syndrom (2022) zum finden[30].

Für die Patienten, die unter Beschwerden ohne nachweisbare Organpathologie leiden, stellt sich die Gesamtsituation besonders schwierig dar. Die klinische Erfahrung hat gezeigt, dass diese Patienten eine Vielzahl an Arztbesuchen und Untersuchungen in unterschiedlichen Fachrichtungen durchlaufen. Nicht selten befinden sich darunter selbsternannte „Spezialisten". Dieser, für Betroffene anstrengende, und zehrende Leidensweg, scheint einmal getragen durch die Hoffnung auf Linderung ihrer Beschwerden, andererseits durch die Hoffnung auf einen wissenschaftlichen Nachweis, der sie von dem Beigeschmack eines psychiatrischen Ursprungs ihrer Erkrankung befreien soll. Bleiben weiterhin alle Untersuchungen ohne Befund, besteht die Gefahr einer zunehmenden Verunsicherung.

K. Grobholz, *Long-Covid-/Post-Covid-Syndrom aus psychiatrischer Sicht*, essentials, https://doi.org/10.1007/978-3-662-67504-5_3

Ein junger IT-Spezialist fragte in der Post-Covid-Ambulanz völlig ratlos…„ob er denn verrückt geworden sei? Er merke doch, dass da etwas mit ihm und seinem Körper nicht stimme, da sei etwas anders, als vor der Erkrankung…egal wie sehr er sich anstrenge, er schaffe sein Tagespensum einfach nicht mehr und verstehe nicht warum. Manchmal habe er das Gefühl er sei im falschen Körper gelandet und man habe ihm den Joystick zur Steuerung weggenommen"…

Es wundert nicht, war die Psyche eines Patienten zunächst stabil und kaum in Mitleidenschaft gezogen, wenn diese nach einem monatelangen Krankheitsverlauf ohne wegweisende Befunde, zu bröckeln beginnt.

Wie aufwendig soll die Diagnostik nun aber sein? Würde, anstatt Basisuntersuchungen zu wiederholen eine großzügigere Indikation für eine weiterführende Diagnostik z. B. mit einer Kernspintomographie des Herzes (Kardio-MRT) oder einer Computertomographie der Lunge weiterhelfen? Eine im Kardio-MRT doch noch sichtbar gemachte Herzmuskelentzündung oder eine in der Bodyplethysmographie reduzierte Diffusionskapazität der Lunge könnte sowohl beim Patienten, seinem Umfeld und dem behandelnden Arzt zu einer anderen Sichtweise auf die beklagten Beschwerden führen.

Arbeiten zur Stigmatisierung von Erkrankungen konnten zeigen, dass psychische Störungen von außen bewertet, als von den Erkrankten modulierbar bzw. kontrollierbar angesehen werden, somatische Erkrankungen hingegen nicht[31]. Eine Arbeitsgruppe fand bei ME/CFS-Patienten heraus, dass die Zuschreibung einer psychischen Genese ihrer Beschwerden negative Folgen für ihre sozialen Beziehungen und ihre Gesundheit hatte[32].

Eine routinemäßige Durchführung kostenintensiver oder nebenwirkungsreicher Untersuchungen (auch ein Lowdose-CT-Thorax hat mehr als das 70-fache der Strahlenbelastung eines Röntgen-Thorax), erscheint unter Abwägung von Kosten-Nutzen bzw. Nutzen-Risiko nach aktueller Kenntnislage nicht immer zielführend[29;33]. Den Patienten mit seinen individuellen Beschwerden ernst zu nehmen, angepasst an bereits vorliegende Untersuchungsergebnisse zu beraten und aufzuklären, kann sinnvoller ein als eine Überdiagnostik.

3.2 Long/Post-Covid – und am Ende zum Psychiater?

Durch die Menge an PCS-Patienten ist das seit längerem bekannte Chronische Fatigue-Syndrom (bzw. ME/CFS) wieder vermehrt in den Blickpunkt gerückt. Die genaue Ursache von ME/CFS ist unklar, einerseits wird eine postvirale Genese (z. B. Ebstein-Barr-Virus) angenommen, andererseits wird neben weiteren somatischen Ursachen auch eine psychosomatische Genese postuliert. Die Genese des Long/Post-Covid-Syndroms wird in der Fachwelt, wie bereits erwähnt, ebenso kontrovers diskutiert. Als postviral auftretende Erkrankung mit diffusen, unspezifischen Symptomen, zeigt es häufig eine Fatigue mit Belastungsintoleranz, wie sie vom ME/CFS her bekannt ist. Es werden Ausmaße bis zum Vollbild eines CFS beschrieben[34]. Da liegt es nahe, vergleichbare Theorien zur Genese und ähnliche Therapieansätze für das Long/Post-Covid-Syndrom wie für ME/CFS heranzuziehen.

Die Betroffenen beider Erkrankungen sehen sich selbst primär auf der „somatischen Seite" und fühlen sich durch einen psychotherapeutischen Therapieansatz stigmatisiert.

Nichtsdestotrotz ist mangels etablierter kurativer Behandlungsansätze, eine der wichtigsten Therapieansätze zur Symptomlinderung bei ME/CFS ein optimales Krankheits- und Energiemanagement. Positive Daten zu kognitiver Verhaltenstherapie bei Fatigue konnten bei postviraler und tumorassoziierter Fatigue gezeigt werden, auch wenn Daten zur Wirksamkeit im Langzeitverlauf bisher fehlen[35].

Psychotherapeutische Behandlungsziele beim PCS sind z. B. der Umgang mit körperlichen Beschwerden, Symptomstabilität, Entwicklung tragfähiger Bewältigungsstrategien sowie eine Anpassung des Alltags und der Tagesstruktur an das neue Leistungsniveau.

Der Weg zur erfolgreichen Entstigmatisierung psychiatrischer Erkrankungen in der Gesellschaft ist noch weit, entsprechend hoch ist für viele Patienten die Hemmschwelle psychiatrische bzw. therapeutische Hilfe in Anspruch zu nehmen, vor allem unter der Vorstellung an einer rein somatischen Erkrankung zu leiden.

Eine erste Herausforderung besteht daher darin, PCS-Patienten im Bedarfsfall zu vermitteln, einen psychiatrischen/psychotherapeutischen Behandlungsansatz anzunehmen.

Wir wissen, dass psychische Vorerkrankungen einen Einfluss auf den Verlauf der Infektion, sowie die Entwicklung eines PCS haben können. PCS mit einer Doppeldiagnose sind somit keine Seltenheit. Stress konnte ebenso als Risikofaktor für ein PCS identifiziert werden. Die klinische Beobachtung zeigt, dass häufig (Hoch-) Leistungsträger ein PCS entwickeln zu scheinen. Eine Beobachtung, die sowohl aus der ambulanten als auch aus der stationären rehabilitativen Behandlung von PCS-Patienten berichtet wird (s. **Fallbeispiel 2**):

Fallbeispiel 2: Post-Covid-Syndrom bei hoher Belastung vor und nach SARS-CoV-2-Infektion, sog. „High-Performer"
Der 45-jährige, selbstständige Unternehmer stellte sich aus eigenem Antrieb aufgrund einer anhaltenden Leistungsminderung in der Post-Covid-Ambulanz vor

SARS-CoV-2
Acht Monate zuvor leicht-mittelgradige, ambulant durchgemachte Covid-19-Erkrankung

Vorerkrankungen
Keine

Sozialanamnese
Unternehmer mit ca. 20 Angestellten, verheiratet, drei Kinder, in der Freizeit sportlich sehr aktiv (Laufen incl. Wettbewerbe, Bergwandern)

Erweiterte Anamnese
Eine umfassende somatische Abklärung war bereits im Vorfeld (ohne pathologische Befunde) durchgeführt worden. Zusätzlich hatte der Patient nach eigenen Angaben einige naturheilkundliche Behandlungen (ohne Besserung) durchgeführt

Eigenanamnese des Patienten
…der Patient berichtete, während der akuten Infektion, soweit es ihm möglich war, im Homeoffice weiter gearbeitet zu haben. Nach Ende der offiziellen Isolationszeit sei er direkt ins Büro und habe auch sein Lauftraining wieder aufgenommen. Er habe einen deutlichen Leistungsknick bemerkt und versucht diesen durch Training wieder auszugleichen, was aber nicht funktioniert hätte, er habe das Training immer wieder vorzeitig abbrechen müssen. Er leide unter Kopfschmerzen, Schwindel und Erschöpfung. Es käme vor, dass er am Nachmittag Kundentermine absagen müsse, da er sich nicht mehr konzentrieren könne.

Am Wochenende müsse er sich oft ausruhen und könne dann keine Aktivitäten mit seiner Familie unternehmen. Aufgaben im Haus, die er früher erledigt hätte, müsse nun seine Frau übernehmen, oder niemand kümmere sich darum, was in der Familie zu Spannungen führe.

Eine Woche Urlaub habe nicht wie üblich für Erholung gesorgt, sondern zu einer Zunahme der Symptomatik, dabei sei er jeden Tag wandern gewesen. Er habe sich dabei wie ein alter Mann gefühlt. Er befürchte jetzt mangels ausreichender Bewegung zuzunehmen. Vor der Infektion habe er immer 150 % gegeben, jetzt schaffe er das nicht mehr und fühle sich insuffizient, er sei vermehrt gereizt und die Stimmung sei gedrückt. Er hoffe jetzt auf eine rasche Behandlung, damit er wieder sein altes Leistungsniveau erreiche…

Diagnosefindung

In Anbetracht der vor Infektion erlebten hohen Belastung wurde ein depressives Syndrom bzw. ein „Burn-Out" sowie eine Anpassungsstörung aufgrund der nun wegbrechenden „Performance" differential-diagnostisch beleuchtet. Hinweise auf eine manifeste Depression oder eine somatoforme Störung ergaben sich nicht.

Die somatische Ausschlussdiagnostik war bereits erfolgt. Die seit der Infektion fortbestehende Symptomatik mit belastungsabhängiger Dynamik im Wochen- und Tagesverlauf sowie die fehlende Rekonvaleszenz zu Beginn der Erkrankung waren zudem hinweisend auf ein PCS:

Post-Covid-Syndrom (ICD-10 U09.9), da das PCS nicht als isolierte Diagnose allein verschlüsselt werden kann, wurde hier die Anpassungsstörung als reaktive Störung in der Verschlüsselung kombiniert. Ansonsten sind grundsätzlich die klinischen Symptome als Diagnosen zu verbinden, in diesem Fall also z. B. Kopfschmerzen, Schwindel etc.

Verlauf

Im Vordergrund der Behandlung standen zunächst psychoedukative Elemente und die Förderung einer Krankheitsakzeptanz bei wiederholter Überlastung in allen Lebensbereichen mit dem Ziel das alte Leistungsniveau zu erreichen.

Sobald durch Anpassung der Belastung eine spürbare Besserung der Symptomatik erreicht werden konnte, erhöhte der Patient sein Arbeitspensum, wodurch die Symptomatik zurückkehrte. Im Langzeitverlauf wurde die Symptomschwere zwar insgesamt immer weniger, jedoch in Abhängigkeit einer Überanstrengung traten immer wieder „Rückfälle" auf. Eine angeratene Psychotherapie zur Reflexion des intrinsischen Leistungsanspruches sowie des leistungsdefinierten Selbstwertes wurde vom Patienten nicht gewünscht.

3.3   Psychiatrische Evaluation

Aufgrund der unspezifischen und vielfältigen Symptomatik des PCS kommt es zu klinischen Überschneidungen mit psychiatrischen Erkrankungen. Zu nennen wären hier führend Schlafstörungen, Erschöpfungsgefühl, Konzentrationsstörungen, Reizbarkeit, emotionale Labilität und Schmerzsyndrome. Die Unterscheidung, ob es sich bei Patienten mit derartigen Symptomen um eine psychiatrische Störung, ein PCS oder einer Kombination aus beidem handelt, ist mitunter schwierig und nicht immer mit letzter Sicherheit möglich.

Für eine psychiatrische Beurteilung und Differentialdiagnose des Krankheitsbildes ist neben einer umfassenden ganzheitlichen Anamnese die Kenntnis über den bisherigen klinischen Verlauf sowie die Ergebnisse bereits durchgeführter (apparativer) Diagnostik von entscheidender Bedeutung (s. **Fallbeispiel 3**).

Fallbeispiel 3: Post-Covid-Syndrom mit psychiatrischer Folgestörung
Die 35-jährige Patientin stellte sich auf Anraten ihres Hausarztes in der Post-Covid-Ambulanz mit einem ängstlich-depressiven Syndrom vor

SARS-CoV-2
Vor vier Monaten mittelschwere, ambulant verlaufende Covid-19-Erkrankung. Einmal habe die Patientin derartige Brustschmerzen und Atemnot gehabt, dass sie den Notarzt gerufen habe. Dieser habe eine Panikattacke diagnostiziert und Lorazepam angeboten. Die Patientin berichtete, damals Todesangst verspürt zu haben.

Die Familie sei nicht infiziert gewesen und habe während ihrer Akut-Erkrankung bei den Großeltern gewohnt.

Vorerkrankungen
Keine

Sozialanamnese
Verheiratet, ein Kind, Verkäuferin, seit der Infektion durchgehend arbeitsunfähig, zwei gescheiterte Wiedereingliederungsversuche

Erweiterte Anamnese

Wiederholte Arztbesuche unterschiedlicher Fachrichtung ohne wegweisende Befunde, u. a.:

EKG, Laborroutine incl. Troponin-T und D-Dimer: unauffällig
Spirometrie: diskrete Hyperreagibilität
Low-Dose Lungen-CT: Lunge unauffällig, Perikarderguss
Kardio-MRT: V. a. Myokarditis (Herzmuskelentzündung)
Zweimalig Echokardiographie: Perikarderguss im Verlauf resorbiert

Eigenanamnese der Patientin

...die Patientin berichtete, sie leide intermittierend unter Atemnot und Brustschmerzen, sie bekomme dann panikartige Ängste. Sie habe nach der Isolation gleich wieder arbeiten wollen, aber direkt am ersten Tag wegen Erschöpfung und Luftnot abbrechen müssen. Nach wiederholten Arztbesuchen und zunächst unauffälliger Diagnostik sei eine Depression vermutet und Lorazepam bei Bedarf verordnet worden. Erst nach Monaten, wiederholten Arztbesuchen und auf ihr Drängen habe ein Arzt die Untersuchung veranlasst, auf der man die Herzentzündung gesehen habe. Alle hätten gedacht sie sei ein „Psycherl" und bilde sich alles ein. Jetzt habe man ihr gesagt die Herzentzündung sei weg, aber sie habe immer noch bei Anstrengung Beschwerden und bekomme dann Angst, dass es wieder etwas Schlimmes sein könne. Sie gehe deshalb immer seltener aus dem Haus, zu Hause fühle sie sich am sichersten. Ihre Stimmung sei schlecht, sie weine viel, sie vermisse ihre Arbeit, ein weiterer Wiedereingliederungsversuch sei gescheitert. Mit zunehmender körperlicher Anstrengung bekomme sie Atemnot, sie versuche jedoch den Haushalt und die Versorgung ihres Kindes so gut wie möglich durchzuhalten.

Differentialdiagnostische Überlegungen

- Panikstörung, gegebenenfalls mit zusätzlich depressiver Komponente
- Herzneurose im Sinne einer somatoformen autonomen Funktionsstörung
- kardiopulmonale Genese (Post-Covid-Syndrom)

Fazit

Die abgrenzbare, belastungsabhängige Leistungsminderung lässt sich a.e. einer PCS-Symptomatik zuordnen. Auf Basis der Lerntheorie ist bei dieser Patientin, ohne psychiatrische Vorerkrankungen, beginnend in der Akuterkrankung, bei repetitiver negativer Lernerfahrung die Entstehung einer Panikstörung plausibel herleitbar. Durch die postinfektiösen, belastungsinduzierten Restbeschwerden wird dieser Circulus vitiosus weiter befeuert, bei zunehmendem Vermeidungsverhalten bleiben positive Lernerfahrungen aus.

Diagnosen

Post-Covid-Syndrom (ICD 10 U09.0; ICD-11 RA02 in der Version 2023-01)
Panikstörung (ICD-10 F41.0; ICD-11 6B01 in der Version 2023-01)

Prozedere

Umfassende Psychoedukation bzgl. des Zusammenspiels und der gegenseitigen Verstärkung der beiden Krankheitsentitäten.

Langsame und vorsichtige Belastungssteigerung unter Symptommonitoring und Einbeziehung verhaltenstherapeutischer Interventionen zur Behandlung der Panikstörung. Dabei wird der residualen belastungsabhängigen Symptomatik Rechnung getragen.

Schwer an Covid-19 erkrankte Patienten weisen im Verlauf häufig messbare Organpathologien wie z. B. Störungen der Lungenfunktion, neurologische Folgeschäden (z. B. Polyneuropathie) oder kardiovaskuläre Störungen auf. Diese Patientengruppe befindet sich aufgrund klar abzugrenzender Organpathologien in den spezifischen Fachrichtungen (z. B. Innere Medizin, Pulmologie, Neurologie, Kardiologie, Nephrologie etc.) in Behandlung.

Die Tatsache, dass sich die SARS-CoV-2-Folgen in einen messbaren Befund (Lungenfibrose, Schlaganfall, Niereninsuffizienz) niederschlagen, macht die Behandlung für beide Parteien, Patient und Arzt, plausibel und die Zusammenarbeit konstruktiv.

Die Diagnosestellung des PCS an sich steht bei dieser Patientengruppe nicht im Vordergrund. Aus psychiatrischer Sicht gilt es vor allem Komorbiditäten oder reaktive Folgestörungen wie Depressionen, Angststörungen, Anpassungsstörungen oder Traumafolgestörungen zu behandeln.

Eine differentialdiagnostische Herausforderung stellen die PCS-Patienten dar, deren somatische Abklärung keine messbaren Auffälligkeiten ergeben haben, die aber dennoch unter einer alltagsrelevanten Symptomatik leiden. Mangels validierter Biomarker bleibt für diese PCS-Patienten nur eine klinische Diagnosestellung, die neben einer vorangehenden somatischen Ausschlussdiagnostik eine ausführliche symptomspezifische Anamnese an den Anfang stellt.

Die Zusammenarbeit zwischen Arzt und Patient ist hier deutlich schwieriger. Auf der einen Seite steht ein Patient, mit einem komplexen „Beschwerdepaket", auf der anderen Seite ein Arzt mit „leeren Händen" nach Abschluss der apparativen Diagnostik. Das Wissen über Symptombeginn, Qualität und Verlauf ist hier entscheidend für die Differentialdiagnose bzw. die klinische Diagnose des

PCS. Es ist wichtig die Symptome von Beginn der Erkrankung aktiv zu erfragen, da es sich hierbei überwiegend um Patienten mit leicht bis milden, teils asymptomatischen Verlauf handelt.

3.4 Long-Post-Covid: Die Anamnese

Um die klinische Symptomatik einordnen zu können, ist die Sichtung der Vorbefunde unerlässlich. Die Diagnose eines PCS kann formal erst gestellt werden, wenn infrage kommende Differentialdiagnosen mit ausreichender Sicherheit ausgeschlossen werden konnten, was auch psychiatrische/psychosomatische Diagnosen miteinbezieht.

Psychische Beschwerden können als Symptom, Komorbidität oder Folgestörung auftreten.

Eine PCS-Anamnese ist sehr zeitintensiv. Es ist hilfreich, diese zunächst in Form eines strukturierten Interviews zu erheben, um alle wichtigen Fakten zu erhalten. Während der Anamneseerhebung können bereits wichtige Informationen über eine mögliche Psychopathologie offensichtlich werden.

Beispielinterview inkl. Erläuterungen

Fragen zur akuten Covid-19 Erkrankung

- *Wann war die SARS-CoV-2-Infektion und wie wurde diese diagnostiziert (PCR, Antigen-/Antikörpertest, epidemiologische Verdachtsdiagnose)?*
  - Die PCS-Diagnose fordert einen gesicherten oder wahrscheinlichen Virusnachweis. Die Erläuterung der Patienten, warum kein Nachweis erfolgt ist, kann ein erster Hinweis auf die Plausibilität eines PCS sein. Wenn in Zukunft kaum noch Testungen erfolgen, wird dieses Kriterien evtl. wegfallen oder ersetzt werden.
- *Welche und wie viele Symptome bestanden während der akuten Erkrankung? Wie lange hat diese gedauert? Mussten Sie im Bett bleiben?*
  - Da bei vielen Patienten die Akuterkrankung länger zurückliegt, kann man mit einer Symptomauswahl helfen. Insbesondere sollte nach Geruchs-/Geschmacksstörungen, Kopfschmerzen und Fatigue als neurologische Symptomatik gefragt werden. Atemnot wird oft als sehr bedrohlich erlebt (Hinweis auf Traumafolgestörungen). Mehr als fünf Symptome gelten als Risikofaktor für ein PCS. Fatigue konnte einmal als Risikofaktor, aber auch als Kernsymptom des PCS identifiziert werden. Bettlägerigkeit gibt Auskunft über die

Schwere der Erkrankung, eine Bettlägerigkeit über sieben Tage erhöht das Risiko für eine länger andauernde psychiatrische Symptomatik[36].

- *Ist der Infektionsherd bekannt, wurden andere von Ihnen angesteckt? (Familie, Partnerschaft, Arbeit)*
  - Schuldgefühle oder Schuldzuweisungen müssen als aufrechterhaltende Faktoren bedacht werden.

- *Fand eine Isolation/Quarantäne statt? Wenn ja, wie (1-Zimmer-Appartment/ Haus), mit wem (allein oder zu mehreren) und wie lange?*
  - Hinweise auf traumatische Erfahrungen (Angst an der Erkrankung zu versterben) sollten näher hinterfragt werden (Angehörige verstorben, Angehörige konnten nicht besucht werden, kein Arztbesuch wegen der Isolation, Gefühl allein gelassen zu werden).

- *War ein Krankenhausaufenthalt notwendig, Sauerstoffgabe, Intubation?*
  - Hospitalisierte Patienten mit hohem Sauerstoffbedarf (bis 10 l/min) ohne Intubation berichteten von Todesangst in Form von Erstickungsängsten während der Erkrankung.

- *Wie lange nach Ende der Akutinfektion bestand eine Arbeitsunfähigkeit oder besteht diese weiterhin?*
  - Die Länge einer initialen Krankschreibung kann Auskunft über die Schwere der Akuterkrankung geben. In Kombination mit Beginn und Ausmaß der Belastung sind Informationen über die Symptomdynamik erhältlich.

- *Fanden Wiedereingliederungsversuche statt?*
  - Kam es erst zur Verschlechterung bei Steigerung der Belastung z. B. bei Zunahme der Stundenanzahl? Was genau führte zum Abbruch der Wiedereingliederung? Mehrere Versuche lassen eher eine hohe Motivation zur Rückkehr an den Arbeitsplatz vermuten (cave: extrinsische vs. intrinsische Veranlassung einer Wiedereingliederung).

- *Gab es nach der Infektion einen Zeitraum, an dem alle Symptome verschwunden waren?*
  - Es ist eher nicht zu erwarten, das Covid-19-Patienten nach einem komplett symptomfreien Intervall ein PCS entwickeln (cave: hier sind nicht Ereignisse wie Thrombosen, Strokes, Guillan-Barre-Syndrom etc. gemeint). PCS-Patienten, die sich im Intervall als komplett asymptomatisch beschreiben müssen intensiv anamnestiziert werden. In der Nachexploration lassen sich in der klinischen Praxis Gründe für ein gebessertes Intervall bzw. den Beginn der Symptomatik finden, z. B. eine geringere Belastung (Kurzarbeit,

Urlaub, pausierter Sport, Homeoffice) oder eine Steigerung der Belastung (großes Arbeitsprojekt, Ehekrise, Sport).

Fragen zu den aktuellen Beschwerden

- *Welche Beschwerden bestehen?*
  - Je nach Fluidität des Eigenrapports müssen auch die aktuellen Symptome konkret abgefragt werden wie z. B. nächtliche Tachykardien (Panikattacken vs. autonome Dysfunktion), zirkadiane Rhythmik der Symptome (Morgentief bei Depression vs. Zunahme im Tagesverlauf bei Belastungsabhängiger Symptomatik).
- *Gibt es ein Verhalten oder Maßnahmen, die die Beschwerden verbessern oder verschlechtern können?*
- *Wie verhalten sich die Beschwerden während/nach einer körperlichen/mentalen/ emotionalen Anstrengung?*
  - Wie sich die Symptomlast ab der Akutinfektion in Abhängigkeit zunehmender oder abnehmender Belastungen entwickelt hat, kann sehr aufschlussreich sein.
    Hier empfehle ich das Energieschema zur Veranschaulichung (s. Abb. 4.1).
- *Sind ähnliche Beschwerden bereits vor der Infektion einmal aufgetreten?*
  - Eine Differenzierung zwischen alt, exazerbiert und neu ist hier oft schwierig, als besonders relevant habe ich die Differentialdiagnose des Kopfschmerzes erlebt, insbesondere, da Kopfschmerzen sowohl beim PCS als auch unabhängig davon häufig sind. Vom „neu aufgetreten anhaltenden Kopfschmerz" über migräneartige Beschwerden oder Kopfschmerzen vom Spannungstyp sind unterschiedliche Kopfschmerzarten im Rahmen des PCS beschrieben. Insofern ist auch hier eine symptomspezifische Anamnese wichtig und sollte gegebenenfalls neurologisch ergänzt werden, um syndromspezifische Behandlungsoptionen nicht zu versäumen. Je nach klinischem Typ soll auch die Behandlung erfolgen. Bei Schmerzsyndromen bleibt die Frage nach Analgetika nicht aus. Bei PCS-Patienten mit Kopfschmerzen muss ein Schmerzmittelabusus bzw. ein medikamenteninduzierter Kopfschmerz (Einnahme über 10 Tage pro Monat) differentialdiagnostisch bedacht werden, da dies für die weitere Behandlungsplanung entscheidend ist.

- *Bestanden besondere Ängste vor der Infektion an Covid-19 zu erkranken?*
  - Das Verhalten vor der Infektion in Bezug auf das Infektionsrisiko gibt Hinweise auf das vorherige Stresslevel sowie Ängste z. B. schwer zu erkranken oder zu versterben, vor und nachdem Kenntnis über die Infektion bestand.

Fragen zur bisherigen Diagnostik

- *Kardiale Beschwerde, Ruhe- oder Belastungsabhängige Dyspnoe?*
  - Eine internistische, kardiologische bzw. pulmonologische Abklärung entsprechend den Empfehlungen der Bundesärztekammer (2022) sollte erfolgt sein.
- *Kopfschmerzen, Kognitive Störungen oder Sensibilitätsstörungen?*
  - Eine neurologische Abklärung entsprechend den Empfehlungen der Bundesärztekammer (2022) sollte erfolgt sein. Bei anhaltend neuropathischen Beschwerden sollte einmal eine Neurographie/Elektromyographie erfolgen, um keine Autoimmunneuropathie mit etwaiger Behandlungsoption zu übersehen.

    Wenn Patienten sehr besorgt sind, sollte dies, v.a. bei der Indikationsstellung einer zerebralen Bildgebung, miteinfließen. Durch jedermann zugängliche Fachinformationen werden Ängste vor Schlaganfall, Hirnvenenthrombose etc. geschürt, in der Konsequenz sollte man gegebenenfalls auch den Sorgen der Patienten gerecht werden.
- *Myalgien?*
  - Eine neurologische und/oder rheumatologische Abklärung entsprechend den Empfehlungen der Bundesärztekammer (2022) sollte erfolgten.

Fragen zu bisherigen Therapien

- *Sind bereits Therapieversuche erfolgt?*
  - Hier erfahren Sie viel über Antrieb, Leidensdruck und das individuelle Krankheitskonzept der Patienten. Der Großteil der Patienten investiert viel Zeit und Energie mit der Recherche nach Informationen und Therapieoptionen. Viele haben zumindest passager diverse Nahrungsergänzungsmittel in Eigenregie ausprobiert, nicht selten kommt es vor, dass, je nach Möglichkeiten, tausend bis zehntausende Euro in Therapieverfahren investiert werden, die weder zugelassen noch ausreichend wissenschaftlich validiert sind.
- *Fanden (teil-) stationäre oder rehabilitative Maßnahmen statt (pneumologisch, neurologisch, psychosomatisch etc.)?*
  - Wichtig ist die genaue Fachrichtung, da dies Auskunft über die führende Problematik geben kann. Kam es zu einer Verbesserung der Symptomatik? Fand

bereits eine psychiatrische/psychosomatische Behandlung statt? Erfolgte eine Vorstellung in PCS-Spezialambulanzen? Rehabilitative Maßnahmen können zu einer Verbesserung führen, wobei dies von der Art der Beschwerden und der Maßnahmen abhängt[37]. Der Rehabedingte Symptomverlauf sollte in Relation zu durchgeführten Maßnahmen gesetzt werden, um Informationen zur Symptomdynamik zu erhalten.

Fragen zum Corona-Impfstatus

- *Ist vor oder nach der SARS-CoV-2-Infektion eine Corona-Impfung erfolgt?*
- *Was waren die Beweggründe für die Entscheidung?*
  - Das Impfverhalten gibt Auskunft über vorhandene Ängste vor der Infektion oder Impfung sowie zu Quantität und Qualität der Informationsquellen des Patienten.
- *Gab es eine Verbesserung oder Verschlechterung nach der Impfung?*
  - Es gibt zu der Frage „Corona-Impfung" bei PCS keine klare Empfehlung. Die Entscheidung liegt somit bei jedem Patienten selbst. Neueste Daten weisen vermehrt auf einen positiven Effekt der Impfung auf ein vorhandenes PCS hin[21].

Fragen zu sozialpsychiatrischen Maßnahmen

- *Besteht oder ist eine Erwerbsminderungsrente bzw. eine Erwerbsunfähigkeit/ Berufsunfähigkeit beantragt?*
  - Im Rahmen eines laufenden Rentenverfahren ist eine Besserung der Symptomatik eher unwahrscheinlich. Um die Besserungschancen zu erkennen, wäre es wichtig zu erfahren auf wessen Initiative die Rente beantragt wurde (Arbeitgeber, Pat., familiäres Umfeld?). Gibt es Hinweise, dass ein Rentenwunsch bereits vor dem Zeitpunkt der Infektion bestand?
- *Wie geht das Patientenumfeld mit der Symptomatik um?*
  - Mangels „Krankheitsbeweise" oder „sichtbarer Krankheitsanzeichen" stoßen die Betroffenen in ihrem sozialen Umfeld oft auf Unverständnis. Eine 32-jährige Patientin mit ausgeprägter Fatigue und belastungsabhängigen Kopfschmerzen berichtete, sie traue sich in der Kleinstadt, in der sie lebe, nicht mehr geschminkt auf die Straße, da sie befürchte, ihr Chef könne sie erneut ansprechen, warum sie krankgeschrieben sei, sie sehe doch gut aus. Potenziell chronifizierende Faktoren sollten identifiziert und thematisiert werden.

- *Wurden Maßnahmen zur Optimierung bzw. Entlastung am Arbeitsplatz oder im häuslichen Umfeld eingeleitet?*
  - Ein 55-jähriger Angestellter berichtete er schaffe nur noch einen halben Tag, da er für seine Tätigkeit (Beratung und Verkauf) an einem Tresen stehen müsse. Zur Entlastung wurde ein Stuhl auf Tresenhöhe überlegt, den der Arbeitgeber problemlos zur Verfügung stellte.
- *Gab es Belastungsfaktoren oder besonderen Stress vor der Infektion?*
  - V. a. bei PCS-Erkrankten aus der ersten und zweiten Welle spielen Faktoren wie Lockdown, Isolation, Homeschooling, finanzielle Sorgen und Verluste eine Rolle. Im Gesundheitswesen haben sich z. B. viele Menschen aus einer Stresssituation mit hoher Arbeitsbelastung heraus infiziert.

3.5 Testscreening

Um einen möglichst spezifischen Überblick über die einzelnen Symptome des Patienten zu bekommen und Diagnosecluster für psychiatrische Störungen abzufragen, bietet sich der Einsatz von Screeningtests als Ergänzung zum persönlichen Anamnesegespräch an. Um eine möglichst authentische Beantwortung zu erhalten, kann man die Fragebögen unmittelbar vor dem Termin, ohne häusliche Vorbereitungszeit, in der Praxis ausfüllen lassen. Bei schwer betroffenen Patienten kann dies jedoch zusammen mit der körperlichen Belastung der Anfahrt bereits zu anstrengend sein.

Neben den Informationen zur Symptomart und Schwere sind beim Einsatz unterschiedlicher Testinstrumente weiterführende Information erhältlich. Inhomogene Antworten in verschiedenen Fragebögen zum selben Symptom oder Diskrepanzen zwischen Anamnese, klinischer Präsentation und Testergebnis können auf eine mögliche Aggravation, Simulation oder Dissimulation hinweisen.

Es bieten sich folgende Testverfahren an
Becks-Depressions-Inventar Revision (BDI-II)[38]
Dieser Test gibt zum einen Auskunft, ob formal ausreichend Symptomatik für eine Depression erfüllt wären und falls ja, in welchem Schweregrad. Bei Patienten höheren Lebensalter sollte bevorzugt die **Geriatrische Depressions-Scala** (GDS) zum Einsatz kommen[39].

Anmerkung: In Studien wird auch der **PHQ-9** verwendet. Der Vorteil des BDI-II liegt darin, dass anhand der ITEMs gut zwischen primär psychiatrischen und psychovegetativen Symptomen unterschieden werden kann. Bei einem PCS ohne depressive Begleitsymptomatik ragen die psychovegetativen Punkte in der Auswertung deutlich hervor (zweite Testhälfte). Es ist zu bedenken, dass es sich um einen reinen Selbstbeurteilungsbogen handelt, der keine Kontrollfragen beinhaltet, entscheidend ist somit immer der Abgleich zur Klinik und weiteren Testsverfahren. Bei V. a. auf das Vorliegen einer Angststörung kann zusätzlich der **GAD-7** verwendet werden.

Kanadische Konsenskriterien mit Bell-Score[40]

Die Kanadischen Konsens-Kriterien sind eine Möglichkeit, die Voraussetzung zur Diagnosestellung eines ME/CFS abzufragen. Da PCS-Patienten das Vollbild eines CFS entwickeln können, sollte beim Vorliegen einer relevanten Fatigue ein CFS abgeklärt werden. Da in diesem Fragebogen ein breites Symptomspektrum incl. Fatigue, Schlaf, Schmerzen, Vegetativum und neurologischer Manifestationen abgefragt werden, sind viele Informationen erhältlich. Im Rahmen des Anamnesegespräches werden die Symptome nachexploriert, insbesondere wenn diese vom klinischen Eindruck abweichen.

Der ergänzende Bell-Score geht in 10-er Schritten von 0 bis 100 und spiegelt das Aktivitätsniveau im Alltag wider. Bei einem Score von 40 können z. B. noch für 3–4 h am Tag leichte Tätigkeiten verrichtet werden.

Montreal-Cognitive-Assessment-Test (MoCa)[41]

Bei Patienten, die über kognitive Störungen klagen, ist zunächst ein kurzes Screening sinnvoll. In Studien wird häufig der MoCa verwendet, weswegen sich dieser anbietet, natürlich sind andere Screening-Tests (z. B: Minimental Status Test) ebenso einsetzbar.

Zur Testung der belastungsabhängigen Aufmerksamkeitsstörung wird bevorzugt der TAP-Test (Testbatterie zur Aufmerksamkeitsprüfung) genutzt.

Belastungsintoleranz (PEM) Kriterien für die Diagnose CFS/ME der Charité[42]

Der von den Kollegen der Charité Berlin im Internet zur Verfügung gestellte Fragebogen zur PEM (=Post-Exertional Malaise) gibt Information darüber, ob es bereits nach leichter physischer, psychischer oder emotionaler Anstrengung zu einer spürbaren Symptomzunahme bzw. Zustandsverschlechterung kommt. Bei der Auswertung muss bedacht werden, dass der Fragebogen für ME/CFS konzipiert wurde und PCS-Patienten durchaus eine belastungsinduzierte Symptomzunahme haben können, ohne die formalen Kriterien einer PEM zu erfüllen.

Fatigue Severity Scale (FSS)[43, 44]

Die Skala gibt über das Vorliegen und Ausmaß einer Fatigue Auskunft. Sie ist ein weiterer Baustein zur möglichen Differentialdiagnose einer Fatigue. Eine Depressions-bedingte Erschöpfung scheint einen niedrigeren Score aufzuweisen als z. B. eine Fatigue bei Multipler Sklerose oder einer ME/CFS. Konkrete Daten zum Post-Covid-Syndrom liegen bisher nicht vor.

3.6   Psychiatrische Differentialdiagnostik

Letztendlich müssen alle Ergebnisse und Untersuchungsaspekte in ein stimmiges Gesamtbild zusammengeführt werden.

Bei der Entscheidung, ob eine psychiatrische Diagnose zu stellen ist, müssen verschiedene Diagnosekonstellationen in Betracht gezogen (**s. Abb.** 3.2).

Folgende Fragen sind vor Entscheidung für eine (Verdachts-) Diagnose zu klären:

- Gibt es zu bedenkende somatische Differentialdiagnosen, die nicht durch die bereits erfolgten Untersuchungen als ausreichend ausgeschlossen anzusehen sind?
- Erfüllt der Patient formal die Kriterien für ein PCS? (S1-Leitlinie, WHO, NICE)

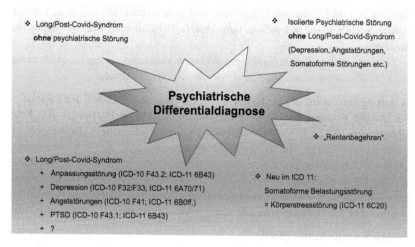

Abb. 3.2 Psychiatrische Differentialdiagnose des Long/Post-Covid-Syndrom: (In Anlehnung an Grobholz K. (2022)45;46)

- Erfüllt der Patient formal die Kriterien für eine psychiatrische Diagnose?
- Gibt es Widersprüche innerhalb der Patientenaussagen, der Testscreenings, der klinischen Präsentation oder der Fremdanamnese?
- Gibt es externe Gründe, warum der Patient auf eine PCS-Diagnose drängen sollte? (z. B. Möglichkeit zum Antrag auf Berufskrankheit bei PCS nach Infektion am Arbeitsplatz, Rentenbegehren etc.)

Letztendlich bleibt die Diagnoseentscheidung bei Patienten ohne organisches Korrelat, solange keine objektivierbaren Untersuchungsergebnisse etabliert wurden, eine klinische. In der Anamnese und klinischen Präsentation lassen sich durchaus Unterschiede zu einer klassischen Depression, Angststörung und somatoformen Störung herausarbeiten.

Bei Patienten, bei denen klinisch und anamnestisch eine Doppeldiagnose infrage kommt mit z. B. klinisch führender depressiver Symptomatik, sollte zunächst ein Behandlungsversuch der psychiatrischen Diagnose erfolgen. Im Verlauf wäre dann zu reevaluieren, inwieweit sich nach Besserung der psychiatrischen Symptomatik eine Restsymptomatik im Sinne eines darunter gelegenen PCS demaskiert (s. Kasten 6).

Kasten 6: Mögliche Unterschiede zur Differenzierung zwischen Depression und PCS.

	Depression	PCS
Antrieb	**Reduziert** • Initiation einer Aktivität/Handlung erschwert, benötigt externe Motivation • Im Anschluss eher positives Erleben der Aktivität (z. B. Sport) und Wohlbefinden über das „geschafft haben"	**Normal bis gesteigert** • Startet motiviert, muss dann bei Leistungsknick abbrechen • Im Anschluss eher negatives Erleben (übermäßige Erschöpfung nach Aktivität, diese evtl. zeitverzögert) • Motivation kann im Verlauf aufgrund negativer Lernerfahrung abnehmen
Beruf	• Angst vor Rückkehr an den Arbeitsplatz • Evtl. Mobbing/Kränkung vor Erkrankung	• Arbeitet trotz Symptomatik • Neigt zur Überforderung • Gescheiterte Wiedereingliederungsversuche
Symptomverlauf	• Durchgehend schlecht • Evtl. zirkadiane Rhythmik (Morgentief) • Einzelne Ausreißer-Tage	• Wellenförmig, fluktuierend • Belastungsabhängig
Selbstmedikation	• Alkohol, Cannabis • Bezodiazepine (verfügbar?) • Pflanzliche Antidepressiva, freiverkäufliche Schlafmittel	• Koffein, Energy-Drinks • Schmerzmittel • Nahrungs-Ergänzungsmittel, Vitamine
Therapiebereitschaft	**Unterschiedlich** Bzgl. Psychopharmaka oft auch kritisch (depressive Wahrnehmung: „wird auch nicht helfen")	**Hoch** Große Hoffnung in etwaige Behandlungsverfahren, oft auch für invasive und/oder experimentelle Therapieverfahren
Sozialer Rückzug	Krankheitssymptom oft früh im Krankheitsverlauf	Später im Krankheitsverlauf als Folge negativer Lernerfahrung

(In Anlehnung an Grobholz K. (2022)[45,46])

Psychiatrische/Psychotherapeutische Behandlungsansätze

4.1 Long/Post-Covid – ein psychiatrischer Behandlungsansatz

Viele Symptome des Long-Post-Covid-Syndroms sind diffus und zeigen Überlappungen mit Erkrankungen aus dem psychiatrischen Formenkreis. Pathognomonische Symptome im eigentlichen Sinn existieren nicht.

Die Tatsache, dass Erschöpfung, Schlafstörungen, Schmerzen und Konzentrationsstörungen zu häufigen Beschwerden zählen, lässt verstehen, warum nicht selten eine primär psychosomatische Genese vermutet wird.

Innerhalb der Ärzteschaft wird das PCS unterschiedlich bewertet. Gegenüber der Annahme einer Multisystemerkrankung steht die Vorstellung eines psychosomatischen Krankheitskonzeptes.

Nicht nur die Behandler, auch die Betroffenen sollten sich jedoch offen für einen ganzheitlichen Ansatz zeigen.

Eine psychiatrische Vorerkrankung als identifizierter Risikofaktor lässt eine psychische Vulnerabilität als begünstigenden Faktor bei der Entstehung eines PCS vermuten. Die Symptomlast mit Einbußen in beruflicher und sozialer Teilhabe, eine erlebte Hilflosigkeit sowie negative Emotionen und Interaktionen bergen neben der allgemeinen psychosozialen Belastung im Rahmen des PCS das Potenzial zur Entwicklung psychischer Begleiterkrankungen.

Mangels kausaler Therapieansätze sowie fehlender Biomarker zu Diagnosesicherung, birgt ein supportiver, verhaltensoptimierender Behandlungsansatz nicht nur für psychiatrisch komorbide Patienten Chancen.

4.2   Long/Post-Covid – Besserung mit Psychotherapie?

Aufgrund des hohen Leidensdrucks ist die Bereitschaft PCS-Erkrankter medikamentösen Behandlungsversuchen oder experimentellen Therapieverfahren gegenüber insgesamt hoch.

Bei fehlenden Grundkenntnissen kann die allseits zugängliche Fachliteratur zu Covid-19 nicht nur unrealistische Erwartungen schüren, sondern auch Ängste fördern. Eine inhaltlich kompetente, verständliche und dabei empathische Aufklärung ist daher ein wichtiger Bestandteil bei der Behandlung von PCS-Patienten.

Medikamentös kann zumindest eine symptomorientierte Behandlung (Off-Label) mit gut etablierten Substanzen versucht werden. Zur Besserung der Fatigue bei anderen Grunderkrankungen gibt es positive Berichte z. B. zu Stimulantien oder Neuroleptika. Derartige Off-Label-Behandlungen bzw. individuelle Heilversuche sollten jedoch Ärzten mit Erfahrung im Umgang mit den jeweiligen Substanzen sowie in Diagnose und Therapie des PCS vorbehalten bleiben und idealerweise im Rahmen klinischen Studien erfolgen.

In der Versorgungsmedizin kann bei Schlafstörungen bei wirkungsloser Phythotherapie ein Versuch mit Melatonin erfolgen, im nächsten Schritt sind sedierenden Antidepressiva wie Trimipramin oder Mirtazapin bei entsprechendem Leidensdruck gerechtfertigt. Fein zu titrierende Medikamente bieten sich zur besseren Kontrolle der Verträglichkeit an.

Abhängigkeitsfördernde Substanzen (Z-Substanzen, Benzodiazepine) sollten idealerweise nicht eingesetzt werden. Bei Schmerzsyndromen können unter engmaschiger Kontrolle schmerzdistanzierenden Substanzen (z. B. Duloxetin, Amitriptylin, Pregabalin) versucht werden. Medikamentöse Behandlungsversuchen sollten bevorzugt in niedriger Dosis begonnen und langsam aufdosiert werden, da zur medikamentösen Therapie bei PCS noch zu wenig Daten vorliegen und eine Verschlechterung nie ausgeschlossen werden kann.

Experimentelle Verfahren und Behandlungen wie z. B. die Lipid-Apherese oder Immunadsorption, sollten bis auf Weiteres nur im Rahmen klinischer Studien erfolgen.

Das Ziel der psychiatrischen/psychotherapeutischen Behandlung liegt somit auch darin, den Wunsch nach „Behandlung" in ein „selbstwirksames Handeln" zu überführen. Solange es an einer wirksamen Therapie mangelt, stellt eine symptomorientierte Behandlung und das richtige „Krankheitsmanagement" zumindest eine Möglichkeit zur Symptomlinderung und Verbesserung der Lebensqualität dar.

4.3 Psychiatrische Therapieziele

Von PCS sind überzufällig häufig auch Menschen mittleren Lebensalters betroffen, die sich in der „Rushhour" ihres Lebens befinden. Beruf, Partnerschaft, Familie, Freunde und Freizeitaktivitäten müssen optimal koordiniert werden, ein hohes Leistungsniveau und Erfolg wird an mehreren Fronten gefordert. Es fällt auf, dass es sich bei den Betroffenen, abgesehen von den Ansprüchen an die Lebensbedingungen an sich, nicht selten um „High Performer" handelt. Menschen mit einem hohen Anspruch an sich und ihr Umfeld, die nicht nur im Beruf sondern auch Privat nach Leistung und Erfolg streben.

Kommt es zu einer Einschränkung der bisherigen Leistungsfähigkeit, sei es körperlich oder mental, können die bisherigen Aufgaben und Ansprüche nicht mehr zufriedenstellend erfüllt werden. Abhängig von der individuellen Prioritätensetzung kommt es zu spürbaren Einbußen in mehreren Bereichen. Die Folge ist ein hoher Leidensdruck der Betroffenen. Der Versuch, das bisherige Leistungsniveau aufrecht zu erhalten, führt zu Überanstrengung, in der Konsequenz zu einer Symptomzunahme und somit erneut zu abnehmender Leistungsfähigkeit. Dieser Circulus vitiosus wird so weit vorangetrieben, bis erzwungenermaßen eine Erholungspause bei hoher Symptomlast erfolgt.

Hieraus ergibt sich, der oft berichtete und beinahe als typisch zu bezeichnende wellenförmige Symptomverlauf. Es empfiehlt sich, bei der Anamneseerhebung den Patienten mehrere Symptomverläufe bildhaft, z. B. in Form einer Skizze anzubieten, um sie nicht anhand einer vorgebenden Fragestellung in eine bestimmte Richtung zu leiten (**s. Abb.** 4.1).

Je nachdem, wie lange die Symptomatik besteht, welche Vorbehandlungen/ Beratungen bereits erfolgt sind oder welche Kompetenzen bereits erworben wurden, können Patienten auch über stabile Symptomverläufe berichten. Dies weist darauf hin, dass die Patienten bereits gelernt haben Überlastungen zu vermeiden bzw. ihren Tag symptomadaptiert zu gestalten. In der erweiterten Anamnese lässt sich jedoch meist ein initial wellenartiger Verlauf eruieren.

Um den aktuellen Symptomverlauf zu eruieren, können den Patienten verschiedene Verläufe des Leistungsniveaus angeboten werden (**s. Abb.** 4.1):

1. Wellenförmiger Verlauf mit Abnahme der Leistungsfähigkeit/Energie nach Belastung
2. Fluktuierender Verlauf, ohne auszumachende Auslöser
3. Stabile, im Ausmaß weitgehend konstante Leistungsminderung

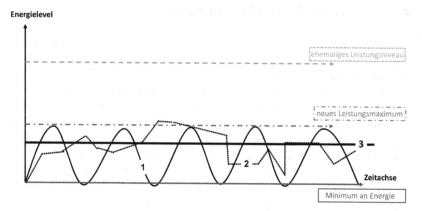

Abb. 4.1 Mögliche Leistungseinschränkungen: 1) wellenförmiger Verlauf 2) wechselhafter Verlauf ohne erkennbares Muster 3) konstante Leistungsminderung

Erläuterung

1) „Klassische" PCS-Patienten finden sich in der bildhaften Darstellung eines wellenförmigen Symptomverlaufs wieder, bzw. einer wellenförmig verlaufenden Symptomschwere. Den meisten ist der Zusammenhang von Belastung und Verschlechterung ihrer Beschwerden bewusst. Aus diesem Bewusstsein heraus kann es aufgrund negativer Lernerfahrungen auch zu einer überzogenen Reduktion von beruflicher und privater Aktivität bis hin zum sozialen Rückzug kommen. In der Psychotherapie geht es darum die vorhandenen Energieressourcen zu erkennen und ideal zu nutzen (**s. Fallbeispiel 4).**

2) Bei Patienten, die von einem willkürlich fluktuierenden Verlauf berichten, lohnt es sich genau nachzufragen, ob sie mentale, emotionale oder körperliche Belastungsfaktoren ausmachen können. Da eine Symptomverschlechterung erst mit einer Verzögerung bis zum Folgetag oder auch erst in der Kumulation mehrere Tage in Folge relevant werden kann, ist dies vielen Patienten gar nicht als Folgereaktion auf eine Belastung bewusst.

3) Ein durchgehendes, im Ausmaß kontinuierliches Erschöpfungsgefühl kennen wir von depressiven Patienten. Natürlich unterliegt jede Symptomatik Schwankungen und hat das Potenzial nach oben oder unten ausreißen, aber ein Patient mit einer schweren Depression berichtet typischerweise über eine anhaltende Symptomatik.

Fallbeispiel 4: Wellenförmiger Symptomverlauf bei PCS

Die 55-jährige Patientin stellte sich aus eigenem Antrieb bei ausbleibender Besserung von Langzeitfolgen einer SARS-CoV-2 Infektion in der Post-Covid-Ambulanz vor

SARS-CoV-2

Vor 12 Monate Ansteckung am Arbeitsplatz (bereits als Berufserkrankung anerkannt) mit dreiwöchigem ambulanten, mild bis mittleren Verlauf. Aktuell in reduzierter Stundenzahl berufstätig

Sozialanamnese

Verheiratet, Krankenschwester, ein Sohn, drei Enkelkinder

Vorerkrankungen

Hypothyreose (substituiert)

Weitere Anamnese

Kardiologisch, rheumatologisch sowie neurologische Abklärung inkl. neurophysiologischer Untersuchung (Ausschluss einer Polyneuropathie): unauffällig

Eigenanamnese

…die Patientin berichtete, seit der Infektion unter einer erhöhten Erschöpfbarkeit, holozephalen Kopfschmerzen, schmerzhaften Parästhesien sowie Schlafstörungen zu leiden. Sie arbeite unter der Woche und das komplette Wochenende, um sich zu erholen. An Wochenend- und Nachtdiensten beteilige sie sich seit der Erkrankung nicht mehr. Um die Woche durchzustehen, habe sie die Stundenzahl reduzieren müssen. Sie habe ihre Freizeitaktivitäten seit einem Jahr vollständig eingestellt. Vor der Erkrankung hatte sie sich zudem regelmäßig um ihre Enkelkinder gekümmert, was ihr nun zu viel geworden sei. Längere Ausfallzeiten habe es im letzten Jahr nicht mehr gegeben. Wenn es gar nicht mehr ginge, müsse sie sich 1–2 Tage krankschreiben lassen, was sie jedoch zu vermeiden versuche. Wenn sie merke, dass es immer schlimmer werde, nehme sie Urlaub, danach ginge es wieder eine Weile. Inzwischen fühle sie sich zunehmend depressiv...

Problemverhalten
Durchgehend Belastung an der Grenze zur Überlastung mit erforderlichen Erholungsphasen. Leistungsfähigkeit wird ausschließlich für berufliche Tätigkeit genutzt, Provokation von Phasen hoher Symptomlast (Kopfschmerzen, schmerzhafte Parästhesien)

Prozedere

- Psychotherapeutisch: Erarbeitung einer Krankheitsakzeptanz mit Reduktion des beruflichen Leistungsanspruchs, um Kapazitäten für das private Alltagsleben zu schaffen
- Psychoedukation: Vermittlung von Selbstwirksamkeit in Bezug auf die Symptomlast, über ein individuelles Energiemanagement
- Sozialmedizinisch: Antrag auf (befristete) Erwerbsminderungsrente bei Berufserkrankung
- Symptomorientiert: Unterstützung zur Schlafhygiene, Therapieangebot einer schlafanstoßenden Medikation (Trimipramin Tropfen). Im Verlauf bei zunehmend depressiver Symptomatik und Schmerzsyndrom Beginn mit Duloxetin mit guter Wirkung

Diagnose
Post-Covid-Syndrom, Anpassungsstörung (ICD-10 F43.2; ICD-11 6B43 in der Version 2023–01).

4.3.1 Krankheitsakzeptanz

Um das wiederholte Auftreten von Überlastungen und konsekutiven Symptomeskalationen zu minimieren, ist eine ausreichende Krankheitsakzeptanz erforderlich. Eigene Grenzen wahrnehmen, annehmen und die eigene Belastung individuell daran anzupassen, bedingt zunächst die Akzeptanz der vorhandenen Leistungseinbuße.

Angepasst an das krankheitsbedingt reduzierte Leistungsniveau, kann der soziale und berufliche Alltag gestaltet werden. Vielen Patienten fällt es schwer, sich auf die neuen Voraussetzungen einzulassen und ihre Lebensroutine entsprechend neu zu strukturieren. Meist wird unermüdlich versucht, den bisherigen Alltag unverändert aufrecht zu erhalten, was zu zusammenbruchartigen „Crashs" führt. Patienten bezeichnen dieses Erleben auch als „immer wieder gegen eine

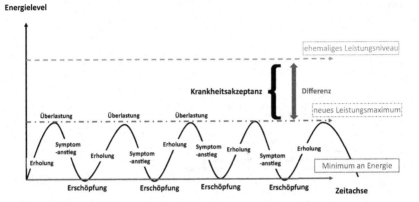

Abb. 4.2 Belastungsabhängiger Leistungsverlauf bei dysfunktionalem Krankheitsmanagement

Wand laufen". Exazerbationen der Symptomatik und Frustrationserleben sind die Konsequenz dieses Verhaltens (**s. Abb.** 4.2).

4.3.2 Psychoedukation

Eine ausführliche Aufklärung über das Krankheitsbild kann den Patienten helfen Beschwerden und deren Folgen besser zu verstehen und ein individuelles Symptommodell entwickeln. Ziel sollte sein in der Alltagsbelastung unterhalb der maximalen Belastungsgrenze zu verbleiben. Die Patienten berichteten über Schwierigkeiten darin, nicht so lange aktiv zu sein, bis die Erschöpfung einsetzt. Da beim Auftreten einer Symptomzunahme die individuelle Belastungsgrenze meist schon erreicht, wenn nicht überschritten ist, wäre es sinnvoller bereits im Vorfeld in die Erholung zu gehen. In der Konsequenz müssten die Patienten zunächst ihre Belastung weiter reduzieren (**s. Abb. 4.3**).

Unter PCS-Patienten werden Ihnen nur wenige Betroffene begegnen, die sich nicht umfassend über ihre Krankheit informiert haben. Die Fülle an vorhandenen Informationen macht es inzwischen nicht nur dem Laien schwer, den Unterschied zwischen „Fake News", Laieninterpretation und fachlich korrekten und relevanten Fakten zu erkennen.

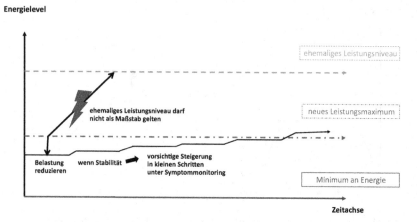

Abb. 4.3 Energiemanagement mit reduzierter Maximalbelastung

Im Kontakt mit PCS unerfahrenen KollegInnen begegnen den Betroffenen gerne floskelhafte Formulierungen „Sie müssen Geduld haben" … „Das wird schon wieder" oder Ähnliches. Ganz unabhängig davon, dass die Aussagen im Kern korrekt sein mögen, vermitteln derartig unspezifische Phrasen bei den Betroffenen den Eindruck mangelnden Interesses oder Unkenntnis und lösen Unmut oder Hilflosigkeit aus. Wer hat denn bei dem Thema Leistungseinbußen, Schmerzen, unklare Perspektive etc. wirklich ausreichend GEDULD?

Dass die Patienten jedoch Geduld benötigen, steht außer Frage, dass sie diese nicht haben, bzw. nicht haben wollen, natürlich auch.

Um Zuversicht zu erzeugen, ist es hilfreich, den Betroffen zu vermitteln, dass es sich nicht um eine völlig kryptische Erkrankung ohne Möglichkeit zur Intervention handelt. Auch wenn bisher keine kurativen Behandlungsansätze zur Verfügung stehen, kann ein symptomorientierter Ansatz Leidensdruck mindern, Symptomstabilität und Planbarkeit fördern.

Mit Pressemeldungen wie „Long-Covid macht Alzheimer" oder „Endlich ein Medikament gegen Long-Covid" werden Ängste und Unsicherheiten geschürt. Die Sorge eine potenziell wirksame Behandlung zu verpassen, verursacht zusätzlich Stress.

Eine offene und authentische Kommunikation zu den aktuellen wissenschaftlich fundierten Fakten sollte erfolgen, ohne sich im Detail zu verlieren (Stand 02/2023):

- Es gibt Risikofaktoren und schützende Faktoren für das Long/Post-Covid-Syndrom
- Die pathophysiologischen Ursachen der Erkrankung sind noch nicht endgültig geklärt
- In Anbetracht der breitgefächerten klinischen Präsentation werden verschiedene Pathomechanismen vermutet
- Es laufen weltweit Studien zur Erforschung von Ursache und Behandlungsmöglichkeiten
- Es existiert bisher keine spezifische Therapie (medikamentöser oder interventioneller Art), die sich wissenschaftlich als ausreichend zuverlässig und wirksam gezeigt hätte, sodass sich daraus eine allgemeingültige oder subgruppenspezifische Behandlungsempfehlung ergibt
- Invasive Therapieversuche wie z. B. eine Apherese sollten nur im Rahmen klinischer Studien erfolgen

4.3.3 Energiemanagment: „Pacing"

Seit Aufkommen von Long/Post-Covid hat der Begriff Pacing deutlich an Popularität gewonnen, doch nicht jeder weiß, was sich wirklich hinter diesem Konzept verbirgt.

Pacing aus dem engl., bedeutet übersetzt wörtlich „*Schreiten bzw.* angemessenen Schrittes gehen".

Im medizinischen Sinne geht es um ein Energiemanagement, also ein angemessenes Haushalten mit den eigenen Ressourcen unter Berücksichtigung der individuell vorhandenen Belastungsgrenzen. Bekannt ist dieses Verfahren schon lange aus der Behandlung von ME/CFS[47, 48].

Pacing im Alltag konkret und erfolgreich ein- bzw. umzusetzen ist nicht einfach, eine therapeutische Begleitung mit fachlich kompetenter Unterstützung kann dabei helfen.

Zunächst muss klar sein, dass es sich nicht um eine Therapiemethode mit dem Ziel der Heilung, sondern um eine Form des Krankheitsmanagement handelt.

Energieanalyse

Zunächst sollte eine Energieanalyse erfolgen. Ziel ist, herauszufinden, wieviel Energieanteile bei welcher Tätigkeit benötigt werden (**s. Abb.** 4.4).

Zu Beginn ist es sinnvoll zum Monitoring ein Tagebuch zu Hilfe zu nehmen, wobei eine einfache Ausführung zu empfehlen ist. Eine Dokumentation, in der täglich mehrfach alle Symptome einzeln inkl. Symptomstärke aufgeführt werden sollen, führt dazu, dass die Patienten sehr viel Zeit mit ihren Beschwerden und deren Dokumentation verbringen. Aus therapeutischer Sicht wäre aber genau das Gegenteil sinnvoll. Es ist ein allseits bekanntes Faktum, dass Schmerzen und auch anderweitige Beschwerden (z. B. ein Tinnitus) eine Tendenz zur Verschlechterung aufweisen, je mehr Aufmerksamkeit auf diese gelenkt wird.

Eine möglichst einfache Gesamtbewertung des Befindens am Tagesende, ohne allzu differenzierte Symptomanalyse soll diesem Effekt vorbeugen. Gelingt es dem Betroffenen mit einer einfachen Skala und orientierender Protokollierung der Tagesaktivität nicht, Tätigkeiten bzw. Aktivitäten einen Energieanteil zuzuordnen, kann individuell eine differenziertere Dokumentation besprochen werden.

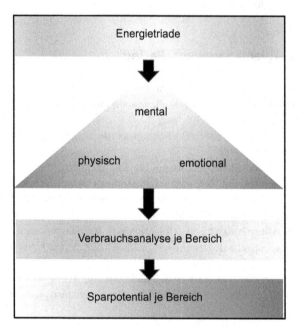

Abb. 4.4 Allgemeine Energietriade

Wie differenziert dokumentiert werden muss, hängt außerdem von der Schwere des Krankheitsbildes ab. Ein Patient, der überwiegend zu Hause bleiben muss und kleinste Aktivitäten als Anstrengung erlebt, wird andere Tätigkeiten dokumentieren, als ein Patient, der noch seiner Arbeit nachgehen kann (s. **Abb.** 4.5).

Um im nächsten Schritt Pacing als sinnvolle Strategie mit dem Patienten zu erarbeiten, folgt die Erarbeitung individueller Energieverlustwege. Da nicht nur körperliche Anstrengungen für die Patienten zu einer Zunahme der Beschwerden führen können, ist zur Veranschaulichung die Erstellung eines individuellen energetischen Triadenmodells sinnvoll (s. **Abb.** 4.6).

Ist das Konzept der Energietriade erstellt, können mit dem Patienten gemeinsam dessen individuellen Alltagsbelastungen als „Energieräuber" identifiziert und der jeweiligen Kategorie zugeordnet werden. Das Tagebuch kann hierbei helfend herangezogen werden. Gerade das mögliche Ausmaß mentaler oder emotionaler Belastung ist vielen Betroffenen nicht bewusst.

Anhand der einzelnen Belastungen kann als nächstes analysiert werden, in welcher Form Möglichkeiten bestehen Energie einzusparen und im Idealfall eine Reserve vorzuhalten. Während des ganzen Prozesses ist die Schwere der Erkrankung miteinzubeziehen (**Abb.** 4.7).

Jetzt ist der Patient in der Umsetzung gefragt. Im Idealfall kommt es im Rahmen der Umsetzung zu einer ersten Symptomlinderung und Symptomstabilität im Alltag.

Wochentage	Montag	Dienstag	Mittwoch	Donnerstag	Freitag	Samstag	Sonntag
10 Energie-Punkte pro Tag als Maximum für ein „Steady State"							
Tätigkeiten werden nach individuellen Erfahrungswerten Energie-Punkte zugeordnet, entsprechend einer Skala von _0 = Kein Energieverlust_ bis _10 = maximaler Energieverlust_	Büro 8.30–12.00 & Mittagspause- selbst gekocht 13.00 – 14.00 & Homeoffice 14.00-17.30 **6P** Einkaufen **3P** anstrengendes Telefonat **1P**	Büro 8.30 – 17.00 & Mittagspause in Kantine **8P** Hilfe bei Hausaufgaben **2P** Wäsche **2P**	Büro 8.30-12.30 & Mittagspause- selbst gekocht 13.00 – 14.00 **4P** Putzen **3P** Wäsche **2P** Arzttermin **2P**	Homeoffice, stressiges Meeting 8.30-12.30 & Mittagspause selbst gekocht 13.00 – 14.00 **5P** **Keine Aktivität**	Haushalt **5P** Erledigungen (Post etc.) **3P** Mittagessen selbst gekocht 13.00 – 14.00 **1P** **Keine Aktivität**	Spaziergang **3P** **Keine Aktivität**	**Keine Aktivität**
	Abendessen (vorbereitet) **1P**		Abendessen (vorbereitet) **1P**	Abendessen (vorbereitet) **1P**			Abendessen (vorbereitet) **1P**
Tagespunkte gesamt	11	12	12	6	9	3	1
a) Tagesbeurteilung 0 = schlecht, 1 = mittel, 2 = gut **b) Hauptsymptome**	a) 2 b) Erschöpfung	a) 1 b) Schmerzen + Erschöpfung	a) 1 b) Schmerzen + Erschöpfung	a) 0 b) Erschöpfung	a) 0 b) Schmerzen+ Erschöpfung	a) 0 b) Schmerzen + Erschöpfung	a) 0 b) Erschöpfung

Abb. 4.5 Beispiel Energietagebuch

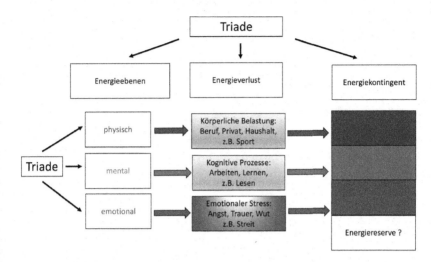

Abb. 4.6 Individuelle Energietriade

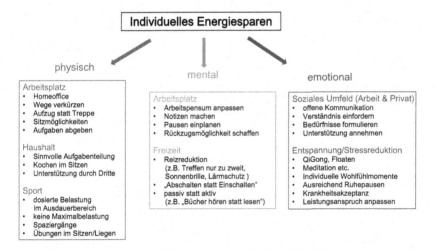

Abb. 4.7 Beispiele zum individuellen Energiesparen im Alltag

Zum Schluss

5

Die Pandemie ist offiziell vorbei, SARS-CoV-2 endemisch geworden. An oder mit Covid-19 sind in Deutschland bisher ca. 168 Tausend Menschen verstorben (RKI-Dashboard: Stand 01.03.2023) und es werden sich weiterhin Menschen an SARS-CoV-2 infizieren und daran versterben.

Das Risiko nach einer Omikroninfektion an PCS zu erkranken hat sich auch durch die zunehmende Immunisierung der Bevölkerung deutlich verringert. Für die gegenwärtig Betroffenen bleibt dies ein schwacher Trost. Expertise in Diagnostik und Therapie neuropsychiatrischer Long/Post-Covid-Syndrome wird somit für Psychiater und Psychotherapeuten im Alltag vorerst noch von Bedeutung bleiben.

K. Grobholz, *Long-Covid-/Post-Covid-Syndrom aus psychiatrischer Sicht*, essentials, https://doi.org/10.1007/978-3-662-67504-5_5

Was Sie aus diesem *essential* mitnehmen können

- Bei Long/Post-Covid-Patienten ohne nachweisbare Organpathologie ist die Abgrenzung zu psychiatrischen Erkrankungen oft schwierig
- Bei emotionaler Belastung aufgrund Long/Post-Covid ist eine frühzeitige psychiatrische//psychosomatische Unterstützung zu empfehlen
- Negative Lernerfahrungen durch iatrogene Stigmatisierung sollte vermieden werden
- Durch Verbesserung der Krankheitsakzeptanz und des Krankheitsmanagement besteht die Möglichkeit einer Reduktion der Symptomlast mit Verbesserung der Lebensqualität

Literatur

1. Davis, H. E., Assaf, G. S., McCorkell, L., Wei, H., Low, R. J., Re'em, Y., Redfield, S., Austin, J. P. & Akrami, A. (2021). Characterizing long COVID in an international cohort: 7 months of symptoms and their impact. *EClinical Medicine, 38,* 101019. https://doi.org/10.1016/j.eclinm.2021.101019.
2. Thaler, C. (2022). Ärztin begeht nach Morddrohungen von Impfgegnern Suizid. *Zeit online,* 29.07.2022, 20.55 Uhr.
3. Preker, A. (2021). Tankstellen-Kassierer nach Streit über Coronamaske erschossen. *SPIEGEL Panorama, Spiegel.de,* 20.09.2021, 18.42 Uhr.
4. Peters, A., Rospleszcz, S., Greiser, K. H., Dallavalle, M., & Berger, K. (2020): COVID-19-Pandemie verändert die subjektive Gesundheit Erste Ergebnisse der NAKO-Gesundheitsstudie. *Deutsches Ärzteblatt, 50,* 861–867.
5. Czaplicki, A., Reich, H., & Heger, U. (2022). Lockdown measures against the spread of the COVID-19 pandemic: Negative effects for people living with depression. *Frontiers in Psychology, 13,* 789173. https://doi.org/10.3389/fpsyg.2022.789173.
6. Rabe-Mennsen, C.(2021). Umfrage: Patentenfragen während der Coronapandemie. *DPtV Deutsche Psychotherapeuten-Vereinigung, 2021*(3).
7. Koordinierungsstelle, B. G. F. (2022). Arbeitsunfähigkeit in den Regionen. *Länderübergreifender Gesundheitsbericht Berlin-Brandenburg, 2022,* S70–75.
8. Wang, Q., Xu, R., & Volkow, N. D. (2020). Increased risk of COVID-19 infection and mortality in people with mental disorders: Analysis from electronic health records in the United States. *World Psychiatry, 20*(1), 124–130. https://doi.org/10.1002/wps.20806.
9. Li, L., Li, F., Fortunati, F., & Krystal, J.H. (2020). Association of a prior psychiatric diagnosis with mortality among hospitalized patients with coronavirus disease 2019 (COVID-19) infection. *The Journal of the American Medical Association Network Open, 3*(9), e2023282. https://doi.org/10.1001/jamanetworkopen.2020.23282.
10. Lee, S. W., Yang, J. M., Moon, S. Y., Yoo, I. K,. Ha, E. K., Kim, S. Y., Park, U. M., Chi, S., Lee, S.-H., Ahn, Y. M., Kim, J.-M., Kh, Y., M., & Yon, D. K. (2020). Association between mental illness and COVID-19 susceptibility and clinical outcomes in South Korea: A nationwide cohort study. *Lancet Psychiatry, 7*(12), 1025–1031. https://doi.org/10.1016/S2215-0366(20)30421-1.

11. Xie, Y., Xu, E., & Al-Aly, Z. (2022). Risks of mental health outcomes in people with covid-19: Cohort study. *British Medical Journal, 376,* e068993. doi: https://doi.org/10.1136/bmj-2021-068993

12 Douaud, G., Lee, S., Alfaro-Almagro, F., Arthofer, A., Wang, C., McCarthy, P., Lange, F., Andersn, J. L. R., Duff, E., Jbabdi, S., Taschler, B., Keating, P., Winkler, A. M., Collins, R., Matthews, P. M., Allen, N., Miller, K. L., Nichols, T. E., & Smith, S. M. (2022). SARS-CoV-2 is associated with changes in brain structure in UK Biobank. *Nature,* 2022, S604, 697–707. https://doi.org/10.1038/s41586-022-04569-5.

13 COVID-19 rapid guideline: Managing the long-term effects of COVID-19. (2020) London: *National Institute for Health and Care Excellence (NICE)*; 2020 Dec 18. Version Update 2021 Nov 11. PMID: 33555768.

14 World Health Organization. (2021). A clinical case definition of post COVID-19 condition by a Delphi consensus, 6 October 2021. *World Health Organization.* (2021). https://apps.who.int/iris/handle/10665/345824. Lizenz: CC BY-NC-SA 3.0 IGO.

15 Koczulla, A. R., Ankermann, T., Behrends, U., Berlit, P., Böing, S., Brinkmann, F., Franke, C., Glöckl, R., Gogoll, C., Hummel, T., Kronsbein, J., Maibaum, T., Peters, E. M. J., Pfeifer, M., Platz, T., Pletz, M., Pongratz, G., Powitz, F., Rabe, K. F., Scheibenbogen, C., Stallmach, A., Stegbauer, M., Wagner, H. O., Waller, C., Wirtz, H., & Zwick, R. H. (2021). S1-Leitlinie Post-COVID/Long-COVID. *Pneumologie, 75*(11):869–900. Version 2.0. Stand 17.08.2022. https://register.awmf.org/de/leitlinien/detail/020-027. Zugegriffen: 17. Febr. 2023.

16 Ayoubkhani D. (2021). Prevalence of ongoing symptoms following coronavirus (Covid-19) infection in the UK. *Office for National Statistics,* 2021 April 1.

17 Monje, M., & Iwasaki, A. (2022). The neurobiology of long COVID. *Neuron, 110*(21), 3484–3496. https://doi.org/10.1016/j.neuron.2022.10.006. Epub 2022 Oct 7.

18 Kop, W. J. (2021) Biopsychosocial processes of health and disease during the COVID-19 pandemic. *Psychosomatic Medicine, 1*(4), 83, 304–308. https://doi.org/10.1097/PSY.0000000000000954.

19 Ayoubkhani, D., Bosworth, M.L., King, S., Pouwels, K.B., Glickman, M., Nafilyan, V., Zaccardi, F., Khunti, K., Alwan, N. A., & Walker, S. (2022). Risk of long covid in people infected with SARS-CoV-2 after two doses of a COVID-19 vaccine: Community-based, matched cohort study. *medRxiv,* 2022. https://doi.org/10.1101/2022.02.23.22271388.

20 Tran, V.-T., Perrodeau, E., Saldanha, J., Pane, I., & Ravaud, P. (2023). Efficacy of first dose of covid-19 vaccine versus no vaccination on symptoms of patients with long covid: Target trial emulation based on ComPaRe e-cohort. *British Medical Journal,* 2023. https://doi.org/10.1136/bmjmed-2022-000229

21 Antonelli, M., Pujol, J.C., Spector, T.D., Ourselin S. & Steves C.J. (2022). Risk of long COVID associated with delta versus omicron variants of SARS-CoV-2. *The Lancet,* 2022 June 18https://doi.org/10.1016/S0140-6736(22)00941-2.

22 Rajan, S., Khunti, K., Alwan, N., Steves, C., MacDermott N., Morsella, A., Angulo, E., Winkelmann, J., Bryndová, L., Fronteira, I., Gandré, C., Or, Z., Gerkens, S., Sagan, A., Simões, J., Ricciardi, W., de Belvis, A. G., Silenzi, A., Bernal-Delgado, E., Estupiñán-Romero, F., & McKee, M. (2021). In the wake of the pandemic: Preparing for Long COVID. *European Observatory on Health Systems and Policies,* Copenhagen (Denmark); 2021.

23. Augustin, M., Schommers, P., Stecher, M., Dewald, F., Gieselmann, L., Gruell, H., Horn, C., Vanshylla, K., Di Cristanziano, V., Osebold, L., Roventa, M., Riaz, T., Tschernoster, N., Altmueller, J., Rose, L., Salomon, S., Priesner, V., Luers, J. C., Albus, C., Rosenkranz, S., Gathof, B., Fätkenheuer, G., Hallek, M., Klein, F., Suárez, I., & Lehmann, C. (2021). Post-COVID syndrome in non-hospitalised patients with COVID-19: a longitudinal prospective cohort study. *Lancet Regional Health Europe, 6,* 100122. https://doi.org/10.1016/j.lanepe.2021.100122.

24. Lenzen-Schulte, M. (2022). Multiple vorbestehende Risikofaktoren: Long COVID ist nicht nur Schicksal. *Deutsches Ärzteblatt, 119*(10), A-438/B-359.

25. Premraj, L., Kannapadi, N. V., Briggs, J., Seal, S. M., Battaglini, D., Fanning, J., Suen, J., Robba, C., Fraser, J., & Cho, S. M. (2022). Mid and long-term neurological and neuropsychiatric manifestations of post-COVID-19 syndrome: A meta-analysis. *Journal of the Neurological Sciences, 434,* 120162. https://doi.org/10.1016/j.jns.2022.120162.

26. Blitshteyn, S., & Whitelaw, S. (2021). Postural orthostatic tachycardia syndrome (POTS) and other autonomic disorders after COVID-19 infection: A case series of 20 patients. *Journal of Immunology Research, 2021*(69), 205–211. https://doi.org/10.1007/s12026-021-09185-5

27. Writing Committee for the COMEBAC Study Group; Morin, L., Savale, L., Pham, T., Colle, R., Figueiredo, S., Harrois, A., Gasnier, M., Lecoq, A.-L., Meyrignac, O., Noel, N., Baudry, E., Bellin, M.-F., Beurnier, A., Choucha, W., Corruble, E., Dortet, L., Hardy-Leger, I., Radiguer, F., Sportouch, S., Verny, C., Wyplosz, B., Zaidan, M., Becquemont, L., Montani, D., & Monnet, X. (2021). Four-month clinical status of a cohort of patients after hospitalization for COVID-19. *Journal of the American Medical Association, 325*(15), 1525–1534. https://doi.org/10.1001/jama.2021.3331.

28. Reuken, P. A., Franz, M., Giszas, B., Bleidorn, J., Rachow, T., & Stallmach, A. (2022). Ancillary diagnostic testing in Post-COVID patients. Information and clinical utility as to findings with therapeutic implications. *Deutsches Ärzteblatt International, 2022*(119), 544–545. https://doi.org/10.3238/arztebl.m2022.0216.

29. Bundesärztekammer. (2022). Bekanntmachungen: Post-Covid-Syndrom (PCS). *Deutsches Ärzteblatt,* 2022 Oktober 14. https://doi.org/10.3238/arztebl.2022.Stellungnahme_PCS.

30. Weiner, B., Perry, R. P., & Magnusson, J. (1988). An attributional analysis of reactions to stigmas. *Journal of Personality and Social Psychology, 55*(5), 738–748.

31. Froehlich, L., Hattesohl, D. B. R., Cotler, J., Jason, L. A., Scheibenbogen, C., & Behrends, U. (2021). Causal attributions and perceived stigma for myalgic encephalomyelitis/chronic fatigue syndrome. *Journal of Health Psychology, 2021,* 135910532110276. https://doi.org/10.1177/13591053211027631

32. Larke. F. J., Kruger, R. L., Cagnon, C. H., Flynn, M. J., McNitt-Gray, M. M., Wu, X., Judy, P. F., & Cody, D. D. (2011). Estimated radiation dose associated with low-dose chest CT of average-size participants in the National Lung Screening Trial. *American Journal of. Roentgenology, 197,* 1165–1169.

33. Kedor, C., Freitag, H., Meyer-Arndt, L., Wittke, K., Hantisch, L.G., Zoller, T., Steinbeis, F., Haffke, M., Rudolf, G., Heidecker, B., Bobbert, T., Spranger, J., Volk, H.-D., Skurk, C., Konietschke, F., Paul, F., Behrends, U., Bellmann-Strobl, J., & Scheibenbogen, C. (2022). A prospective observational study of post-COVID-19 chronic fatigue syndrome

following the first pandemic wave in Germany and biomarkers associated with symptom severity. *National Communication, 13,* 5104 (2022). https://doi.org/10.1038/s41 467-022-32507-6.

34. Fowler-Davis, S., Platts, K., Thelwell, M., Woodward, A., & Harrop, D. (2021). A mixed-methods systematic review of post-viral fatigue interventions: Are there lessons for long Covid? *Public Library of Science ONE, 16*(11), e0259533.

35. Magnúsdóttir, I., Lovik, A., & Unnarsdóttir A. B. (2022); COVIDMENT Collaboration. Acute COVID-19 severity and mental health morbidity trajectories in patient populations of six nations: An observational study. *Lancet Public Health, 7*(5), e406–e416. https://doi.org/10.1016/S2468-2667(22)00042-1.

36. Fugazzaro, S., Contri, A., Esseroukh, O., Kaleci, S., Croci, S., Massari, M., Facciolongo, N. C., Besutti, G., Iori, M., Salvarani, C., Costi, S., & Reggio Emilia COVID-19 Working Group. (2022). COVID-19 Working Group. Rehabilitation interventions for post-acute COVID-19 syndrome: A systematic review. *International Journal of Environmental Research and Public Health, 19*(9), 5185. https://doi.org/10.3390/ijerph190 95185.

37. Beck, A. T., Steer, R. A., & Brown, G. K. (1996). Beck depression inventory-II. *Psychological Assessment, 1*(1).

38. Sheikh, R. L., & Yesavage, J. A. (1986). Geriatric Depression Scale (GDS). *Clinical Gerontologist, 1986*(5), 165–173.

39. Bell, D.S. (1995) *The Doctor's Guide to Chronic Fatigue Syndrome* (S. 122 f.). Addison-Wesley, Publishing Company.

40. Nasreddine, Z. S., Phillips, N. A., Bédirian, V., Charbonneau, S., Whitehead, V., Collin, I., Cummings, J. L., & Chertkow, H. (2005). The Montreal Cognitive Assessment, MoCA: A brief screening tool for mild cognitive impairment. *Journal of the American Geriatrics Society, 53*(4), 695–9. https://doi.org/10.1111/j.1532-5415.2005.53221.x.

41. Scheibenbogen C. Charité Fatigue Centrum. Charité – Universitätsmedizin Berlin, 2023. https://cfc.charite.de/fuer_aerzte/. Zugegriffen: 12. März 2023.

42. Valko, P. O., Bassetti, C. L., Bloch, K. E., Held, U., & Baumann, C. R. (2008). Validation of the fatigue severity scale in a Swiss cohort. *Sleep, 31*(11), 1601–7. https://doi.org/10.1093/sleep/31.11.1601.

43. Koo-In, C., & Chan-Hee, S. (2001). Clinical usefulness of fatigue severity scale for patients with fatigue, and anxiety or depression. *Korean Journal of Psychosomatic Medicine, 9*(2), 164–173.

44. Grobholz, K. (2022a). Long-/Post-covid: Die psychiatrische Sicht. *HIV & More, 2022*(3), S26-29.

45. Grobholz, K. (2022b). Long-/Post-Covid-Syndrom: Psychiatrische Manifestationen und Differentialdiagnosen. *Ärztliches Journal, 2022b,* S20–22.

46. Friedberg, F., & Krupp, L. B. (1994). A comparison of cognitive behavioral treatment for chronic fatigue syndrome and primary depression. *Clinical Infectious Diseases, 18*(Suppl. 1), S105–S110.

47. Goudsmit, E. M. (1996). The psychological aspects and management of chronic fatigue syndrome. Brunel University, School of Social Sciences 1996. http://bura.brunel.ac.uk/handle/2438/4283.

48. Development of a Definition of Postacute Sequelae of SARS-CoV-2 Infection. (2023). *JAMA ,329*(22) 1934-10.1001/jama.2023.8823

Printed in the United States
by Baker & Taylor Publisher Services